轻松
就医系列

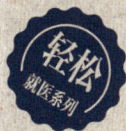

明明白白
复耳石

耳石症轻松就医

主编 冯 炜 陈 慧

副主编 刘勇刚 刘 瑞

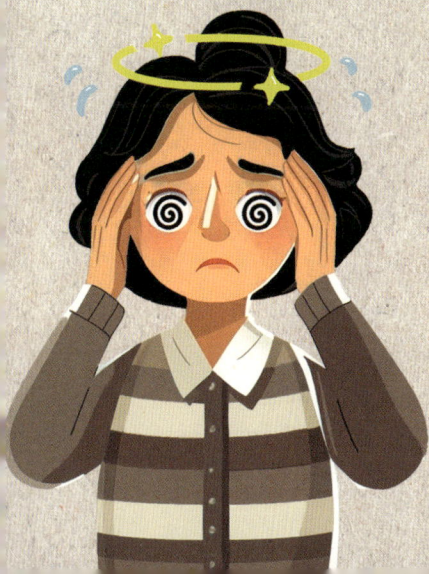

人民卫生出版社

·北京·

图书在版编目（CIP）数据

明明白白复耳石：耳石症轻松就医 / 冯炜，陈慧主编. -- 北京：人民卫生出版社，2025. 4. -- ISBN 978-7-117-37856-7

I. R764

中国国家版本馆 CIP 数据核字第 2025Z5S595 号

人卫智网	www.ipmph.com	医学教育、学术、考试、健康，购书智慧智能综合服务平台
人卫官网	www.pmph.com	人卫官方资讯发布平台

明明白白复耳石：耳石症轻松就医
Mingming Baibai Fu Ershi:
Ershizheng Qingsong Jiuyi

主　　编：冯 炜 陈 慧
出版发行：人民卫生出版社（中继线 010-59780011）
地　　址：北京市朝阳区潘家园南里 19 号
邮　　编：100021
E - mail：pmph @ pmph.com
购书热线：010-59787592　010-59787584　010-65264830
印　　刷：北京顶佳世纪印刷有限公司
经　　销：新华书店
开　　本：889 × 1194　1/32　印张：3.5
字　　数：64 千字
版　　次：2025 年 4 月第 1 版
印　　次：2025 年 6 月第 1 次印刷
标准书号：ISBN 978-7-117-37856-7
定　　价：39.00 元
打击盗版举报电话：010-59787491　E-mail：WQ @ pmph.com
质量问题联系电话：010-59787234　E-mail：zhiliang @ pmph.com
数字融合服务电话：4001118166　E-mail：zengzhi @ pmph.com

编　者（按姓氏笔画排序）

王晓瑞　中国中医科学院望京医院

卢　烨　中国中医科学院望京医院

冯　炜　中国中医科学院望京医院

刘　瑞　中国中医科学院望京医院

刘怡陶　中国中医科学院望京医院

刘勇刚　中国中医科学院眼科医院

安　杰　中国中医科学院望京医院

李　漫　中国中医科学院望京医院

杨　翼　中国中医科学院望京医院

迟洪波　中国中医科学院望京医院

张世珺　中国中医科学院望京医院

陈　慧　中国中医科学院望京医院

郑　键　中国中医科学院望京医院

信　莉　中国中医科学院望京医院

程雨瑄　中国中医科学院望京医院

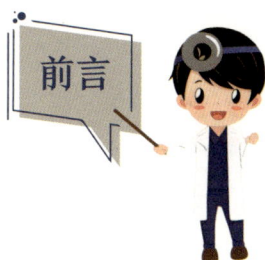

　　耳石症，又名"良性阵发性位置性眩晕"，症状发作时，患者会自觉天旋地转，不能睁眼，常伴有恶心、呕吐等症状，严重影响日常生活和工作，给患者及其家庭带来了极大困扰。然而，病友们对耳石症的认识严重不足，导致乱投医、乱做检查。因此，普及对耳石症的防治知识和指导患者正确诊疗显得尤为重要。

　　我们组织长期在耳科教学和临床一线工作的专家编写了本书，希望耳石症患者读过此书后，能够根据自身情况及早就医、正确就医。

　　本书对耳石症的发病原因、诊断方法、鉴别诊断、治疗方案以及预后情况进行了详细介绍，以患者就诊的整个过程为主线展开，书中的语言通俗易懂，可读性强，能够让患者看得懂、学得会、用得上。

　　耳石症知识的普及有着重要的临床意义和社会价值。非常有幸能够和同道一起完成本书的创作和编写工作，期望本书能够指导耳石症患者正确就医和复位后康复，望各位耳科同道和相关健康管理者不吝赐教，以便我们不断完善本书内容。

冯　炜

2025 年 4 月

目录

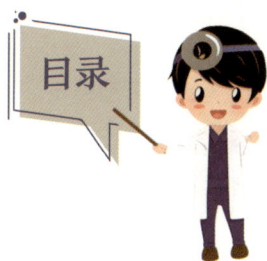

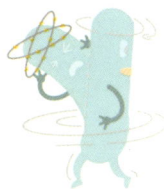

第三部分　诊断检查怎么做

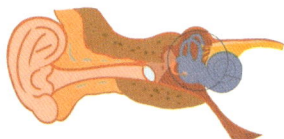

第四部分　明确疾病聊治疗

第五部分　用药不必须就医

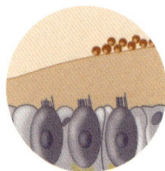

第六部分 出现并发症须就医

第七部分 预后与康复

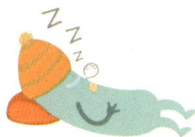

第一部分

对照症状早就医

查一查，对一对，是眩晕还是头晕

你有没有过类似的经历，没有什么特殊原因，突然出现天旋地转或头重脚轻的症状。如果有的话，说明你经历了一次眩晕或头晕的发生。

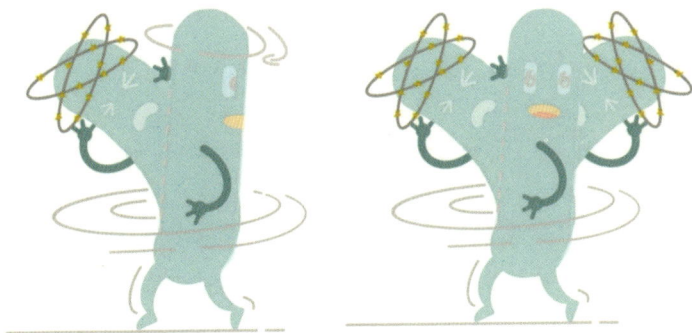

眩晕

不论你此刻是坐着、站着或是躺着，维持身体稳定需要依靠平衡系统来实现。一旦平衡失调，就会"晕"。

平衡的维持由一个"领导"和三个"下属"组成。这个"领导"，自然就是大脑，而三个"下属"因为分工不同，分别为前庭系统、本体感觉系统和视觉系统。

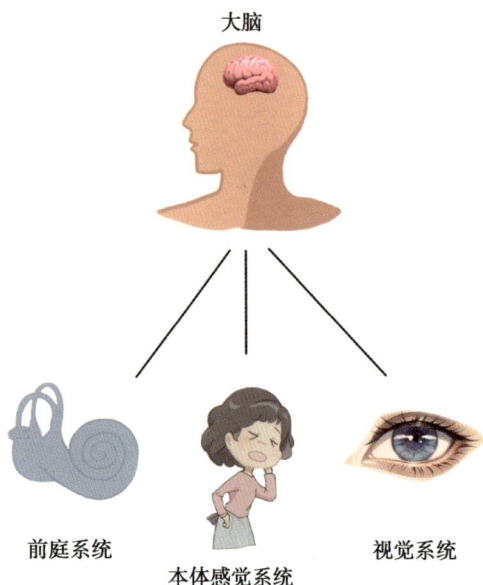

维持平衡功能的三个信息系统

三个信息系统分工明确，前庭系统负责头部的平衡，本体感觉系统负责身体的平衡，视觉系统则负责眼睛的平衡。它们将自己收集到的信息传达给大脑，大脑根据这些信息来维持身体的平衡、稳定。

眩晕和头晕的相关症状并不是衰老过程中的必然结果，它们往往是疾病发生的先兆。所以一旦出现了眩晕或头晕，应当及时诊治。很多老年人能够发觉并描述其症状，但是往往使用各种非专业的术语来描述，比如天旋地转、全身不稳、迷糊、眼前发黑等。除此以外，害怕摔倒、步伐不稳、视物不清也可能是一种头晕的表现。

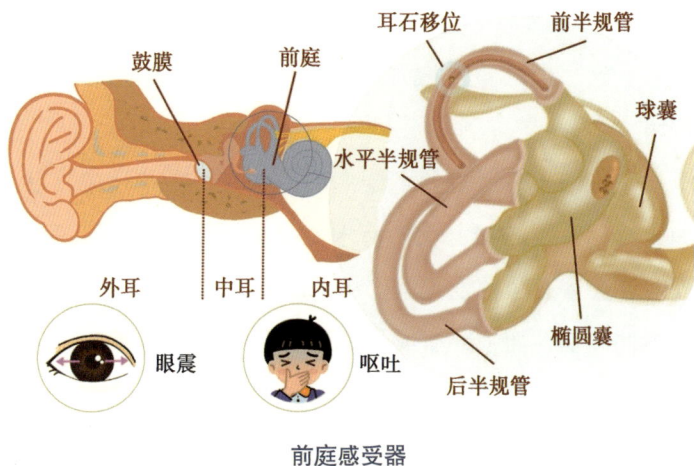

前庭感受器

那么，我们应当如何区别眩晕和头晕呢？

眩晕与头晕的鉴别

对比项	眩晕	头晕
症状表现	旋转、翻滚、倾倒、摇摆、弹跳、浮动等	头重脚轻、头昏、身体飘浮、头内麻木、眼前发黑等
区别	有旋转的感觉	无旋转的感觉

1. 眩晕　眩晕是耳朵里的平衡器官给大脑发送了错误的位置信息。就像我们明明安安稳稳地坐在椅子上，却觉得好像被放进了滚筒洗衣机中，或者是像坐上了旋转木马，在急速地旋转。

眩晕的出现更多的是三个"下属"——前庭系统、本体感觉系统和视觉系统的工作出现了问题，不能够将收集到的信息正确地上交给大脑。尤其是前庭系统，作为三个"下属"中的重要成员，眩晕的出现与它的关系相当密切。

2. 头晕 头晕是一个令人不适但又很难描述的症状，如头昏、头重脚轻、头内麻木，或者是像被戴上了紧箍，同时还会伴有眼前发黑等。头晕的发生多是因为大脑内部发生的病变，如脑缺血或是其他的全身疾病。由于大脑这个"指挥中心"本身出现了问题，即使三个"下属"将信息准确无误地上报，大脑也无法正常处理，从而导致头晕。

要准确区分眩晕和头晕，首先需要了解它们各自可能关联的疾病。以下为眩晕和头晕可能对应的疾病。

1. 眩晕 耳石症、前庭神经元炎、梅尼埃病、颈椎病、血液病、内分泌及代谢系统性疾病等。

2. 头晕 脑缺血、脑梗死、焦虑症、全身系统性疾病。

眩晕疾病有多种，不只"耳石"掉出来

初步明确是眩晕还是头晕，正确选择就诊科室非常重要。而眩晕的发生，往往与前庭系统的功能紊乱密切相关——这个位于内耳的精密"传感器"，正是我们感知头部运动、维持平衡的关键。

前庭系统如何感受头部运动

前庭系统是人体感知头部运动和维持平衡的核心"指挥官"，它隐藏在耳部深处，由两部分组成：一是负责感知直线加速度和重力变化的耳石器官，二是负责感知旋转运动的半规管。耳石器官包括球囊和椭圆囊，里面充满了微小的碳酸钙结晶，也就是耳石。当头部发生位置变化时，耳石会因重力作用发生位移，刺激周围的毛细胞，将信号传递给大脑，帮助我们感知运动状态并维持平衡。

然而，当耳石因某种原因从球囊或椭圆囊中脱落，并掉入半规管内时，问题就出现了。半规管原本只负责感知旋转运动，但当耳石进入后，它会随着头部的移动在半规管内滚动，错误地刺激毛细胞，向大脑传递错误的运动信号。大脑接收到这些矛盾的信息后，无法准确判断头部的真实位置和运动状态，从而导致平衡失调，引发强烈的眩晕感。这种眩晕通常与头部的特定动作相关，比如在躺下、翻身或抬头时，症状会突然出现并持续数秒至数十秒，直到耳石停止移动为止。

导致眩晕的疾病都有哪些特点

⊙ 耳石症

谈到眩晕，我们总能听到一个病名——耳石症，是耳鼻咽喉科常见的引起眩晕的疾病。

耳石症属于前庭系统疾病的一种，是由于一些不听话的"小石头"跑进半规管内，影响半规管内液体的正常流动，从而使前庭系统不能正确地感受头部的运动方向，从而引发眩晕。

耳石症引发的眩晕有以下特点。

1. 突发性。

2. 眩晕随头部位置变动而出现（当患者朝某个特定方向转头、低头或翻身时，眩晕感就会突然袭来）。

3. 旋转性（天旋地转）。

4. 发作的时间较短，一般在 1 分钟以内。

5. 可反复发作。

◉ **突发性聋**

突发性聋是指突然发生的听力下降，常常会伴有眩晕、耳闷、耳鸣等症状。

为什么突发性聋能够出现眩晕?

这是因为负责听力的耳蜗组织（形似蜗牛的小房子）与负责平衡的前庭系统是邻居，一旦出现听力下降，很容易波及前庭系统，从而出现眩晕的症状。耳石症与突发性聋的发生往往都很突然，患者常常在早晨起床时突然出现天旋地转般的眩晕，导致无法起床，晕头转向。因眩晕症状引发的身体不适过于突出，患者往往忽略了听力下降的症状。

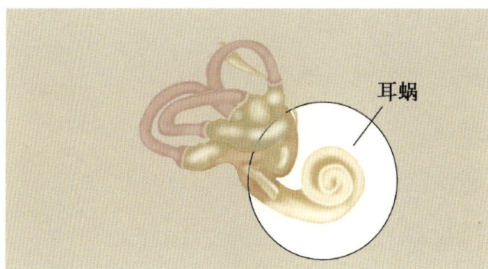

耳蜗

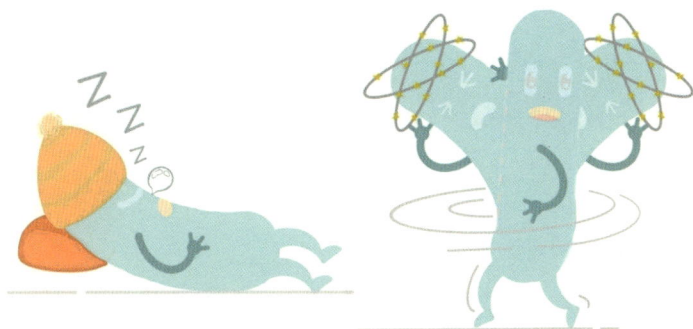

起床天旋地转

突发性聋的眩晕有以下的特点。

1. 突发性。

2. 伴有耳闷、耳鸣。

◉ **前庭神经元炎**

前庭神经元炎又称"流行性眩晕"，多见于病毒感染（如上呼吸道感染）。该病会导致前庭系统"瘫痪"，从而引发眩晕。其症状表现与耳石症有很大不同，眩晕可以持续很长时间，数天甚至数周。

前庭神经元炎的眩晕有以下特点。

1. 突发性。

2. 旋转性。

3. 可持续数天至数周。

耳石症、突发性聋、前庭神经元炎眩晕特点

疾病名称	眩晕特点
耳石症	1. 突发性 2. 眩晕随头部位置变动出现 3. 旋转性 4. 发作的时间较短，一般在 1 分钟以内 5. 可反复发作
突发性聋	1. 突发性 2. 伴有耳闷、耳鸣
前庭神经元炎	1. 突发性 2. 旋转性 3. 可持续数天至数周

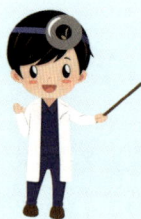

医生有话说

眩晕症状可能由多种疾病引起，不仅仅是耳石症，就算是医生也需要通过全面的检查才能够分辨，所以要尽早就诊，以便早日康复。

简单自查表，你我也可来诊断

眩晕的发生通常都是突然的，此时我们可以通过一些简单的自查，判断是哪里出现了问题，以便就诊时能够有的放矢地描述症状，快速为医生提供有效信息，顺利进行诊疗。

对于眩晕的发生，首先要区别是由于大脑内的中枢系统出现了问题，还是因为大脑以外的外周系统（也就是耳石症发病所在的部位）出现了问题，具体鉴别如下表。

外周性眩晕与中枢性眩晕的鉴别

鉴别要点	外周性眩晕	中枢性眩晕
眩晕类型	突发旋转性	旋转性 / 非旋转性
眩晕程度	较剧烈	不定
眩晕时长	时间短，数秒到数天，可以自行缓解	时间长，数天至数月
耳部症状	耳闷、耳鸣、耳聋	无
体位及头位影响	体位、头位变动眩晕加重	与体位或头位无关
意识状态	无意识丧失	有意识丧失

参考以上内容，如果属于外周性眩晕，那么再做一个小小的鉴别，就能大概知道是不是耳石症了。

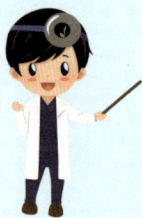

医生有话说

眩晕发生后，保持头部不动，如果在 1 分钟内能够缓解，耳石症的可能性大大增加，这时候就要尽快到耳鼻咽喉科就诊治疗。

第二部分

明明白白去看病

究竟什么是耳石，真有"石头"在耳里吗

大家在生活中可能会遇到这样的情景：在早晨起床、床上翻身、低头系鞋带或上厕所弯腰时，突然出现视物旋转，有些人会有被甩出去的感觉，瞬间失去了平衡，通常持续时间不会超过一分钟，往往十几秒左右，过程中还会伴随着恶心呕吐、头重脚轻、走路不稳、心慌、出冷汗等现象，这很有可能是患了耳石症。

什么是耳石症

从定义上来说，耳石症是一种相对于重力方向的头位变化所诱发的、以反复发作的短暂性眩晕和特征性眼球震颤为表现的外周性前庭疾病，常具有自限性，易复发。

耳石症的特点

1. 诱发发作 耳石症的发作一般由特定的动作诱发，在头位改变之后产生眩晕，不会自行发作。

2. 时间短暂 通常晕一会儿就过去了，持续十几秒的时间，一般不会超过 1 分钟。

3. 特征性眼震 只有天旋地转这一症状还不够，还要

有眼震，与眩晕症状同时发生。

什么是耳石

相当一部分患者听到"耳石"二字时，首先想到的是"耳屎"，会问是不是跟他经常掏耳朵有关系？

其实这两者在医学上是完全不同的两个概念，医学上耳屎又称"耵聍"，位于外耳道，而耳石是位于内耳中，平时掏耳朵只能掏出外耳道中的耳屎，根本无法掏到内耳中的耳石。

耳石，与生俱来，其主要成分是碳酸钙和黏蛋白，呈结晶状，密度大于内淋巴液，对毛细胞的纤毛产生压力。它负责感受头部的直线加速运动信息及重力信息，并参与维持稳定的站立姿势。正常情况下，内耳中的耳石其分解和合成处于动态平衡状态，其周围的内淋巴液中没有多余的耳石结晶沉积。这些耳石起到了类似定海神针的作用，当这种平衡被打破时，就会导致耳石症。

人的耳朵由外耳、中耳、内耳三部分组成。其中，内耳可以大致上分为三个部分：掌管听觉功能的耳蜗、掌管平衡功能的前庭及半规管。

前庭内有两个小囊，分别为椭圆囊和球囊，其上分别"镶有"椭圆囊斑和球囊斑，也称为"位觉斑"——位觉感受器。从这个名字上我们就可以知道这个位觉感受器和人体的平衡控制有密不可分的关系。

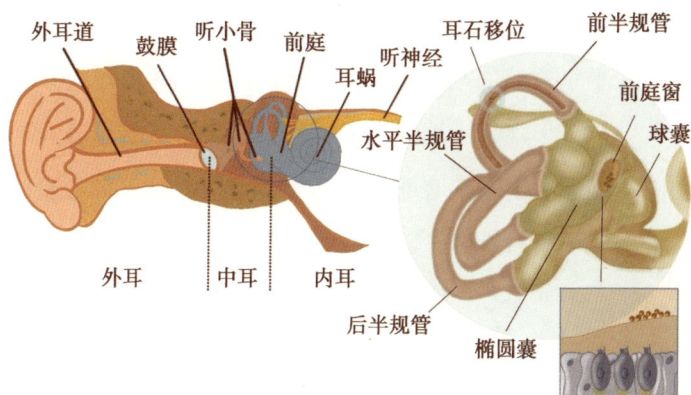

耳解剖图

椭圆囊斑和球囊斑的构造相同，均由支持细胞和毛
细胞组成。人体椭圆囊斑的毛细胞数量约为三万多个，
球囊斑的毛细胞数量则接近两万个。毛细胞的纤毛上方
覆有一层胶体膜，名为耳石膜，耳石就黏附于这层耳石
膜上。

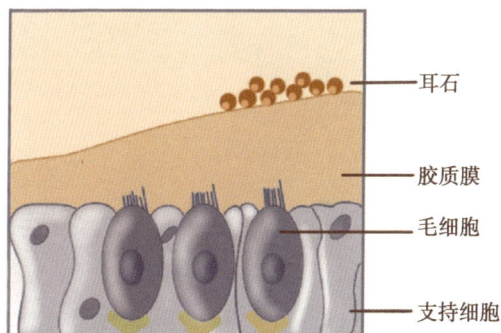

囊斑图

人体两侧共有三对半规管，分别为前半规管、后半规管和水平半规管，半规管呈2/3环状弯曲，各半规管互成直角，每个半规管一端膨大成壶腹，三个半规管由五孔与椭圆囊相通。由于某些原因使椭圆囊斑上的耳石颗粒脱落后进入半规管管腔内，随着头位的改变，耳石位置发生改变，扰乱平衡系统，就会产生天旋地转的感觉，直到耳石停止滑动眩晕感才会减轻或者消失。这就是为什么眩晕发作时头部眩晕感随之消失的原因。

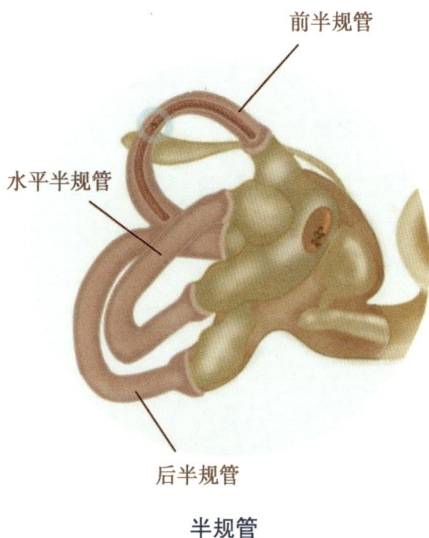

前半规管

水平半规管

后半规管

半规管

耳石症又称"良性阵发性位置性眩晕"，之所以称为"良性"，是因为耳石症容易治愈，一般通过手法复位可以愈愈，部分患者可自愈，且很少伴随耳蜗的症状，如耳聋、耳鸣等。之所以称为"阵发性位置性眩晕"，是因为耳石受到重力作用的影响，翻身、起床、躺下、低头、仰头等动作会引起耳石位置改变，诱发眩晕，持续时间一般不超过1分钟。

导致耳石症的原因

1. 内耳供血不足　因动脉硬化、高血压、糖尿病等因素导致内耳供血不足，椭圆囊斑上的胶质膜因营养障碍而变薄，耳石脱落进入并沉积于半规管。

2. 外伤　创伤可能导致耳石症，当出现跌倒、高空坠落、车祸追尾，特别是更严重的创伤发生时，患者在坐起、翻身、躺下等姿势变化时，可能引起头晕症状，此时最好去医院检查，确认是否有耳石脱落。

3. 骨迷路包囊发育因素　人类出生时，骨迷路包囊已经发育完毕，但前庭前缘内生软骨层在发育和骨化过程中存在缺陷，称为窗前裂纹。裂纹中有纤维结缔组织束和软骨组织，如果成年后可继续存在或骨化，就会患上一种名为耳硬化症的疾病，也会产生发作性眩晕的表现。

4. 不良生活习惯　这种疾病与熬夜、睡眠不好、压力大、长时间低头玩手机等不良生活习惯有关。大脑疲劳、长期低头，会影响耳朵的血液供应，进而可能导致耳石脱落。无论是中老年人还是年轻人，内耳的血液循环都是支持细胞工作的动力源泉。

从以上内容中我们可以总结出耳石症的特点，可以归结为三个字。

短 发作时间短暂，基本为数十秒到 1 分钟，每天可反复发作数次。

动 发作与头位变动有关，如在起床、躺下、转头或快速低头、抬头时发作，静止不动时很少发生眩晕。

转 患者发作时表现为天旋地转，程度剧烈，有别于一般的头晕。

耳石症也会引起恶心呕吐等症状，反复发作会严重影响患者的日常生活。因此，当出现眩晕时请及时就医。当发现自己的症状与耳石症相似时，建议到耳鼻咽喉科就诊，及时进行干预。

首次就诊去哪科，不绕弯路高效率

眩晕是一种症状，涉及的科室比较多，可能由耳鼻咽喉科疾病、神经科疾病或颈椎疾病引起。

所以需要根据眩晕和所伴随的其他症状来判断应该去哪个科室就诊。

● 如果出现"眩晕伴有耳鸣、听力障碍"，可能需要到耳鼻咽喉科就诊。当然还需要通过医生的问诊和检查，来进一步明确诊断。因为在耳鼻咽喉科，除了耳石症，突发性聋也会出现上述三大症状，且突发性耳聋患者有时会并发耳石症。

● 如果年龄在 60 岁以上，且既往有高血压、糖尿病、高脂血症等病史，或者长期吸烟、肥胖等，建议先去神经内科就诊。如果医生排除神经内科疾病，可以前往耳鼻咽喉科就诊。因为一些脑血管疾病，如脑出血、脑梗死等也会出现眩晕。一定要排除这些高风险的疾病，再进一步明确眩晕的病因。

● 如果既往有颈椎病病史，且是在转动脖子时出现眩晕，眩晕不是天旋地转的，而是一过性的，无明显恶心、呕吐，无耳部不适症状，则可以去骨科进一步诊疗。

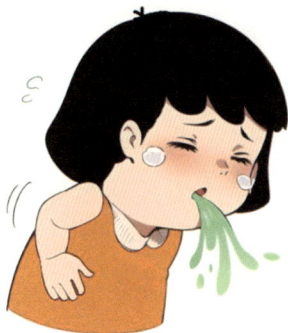

恶心、呕吐

当然，如果眩晕症状严重，恶心、呕吐严重，不能活动，且不清楚应该去哪个科室就诊，可以先去急诊，让

急诊科医生通过初步问诊和检查，进行分诊，再决定是
前往耳鼻咽喉科、神经内科还是骨科进一步诊疗。现在
部分三级甲等医院成立了专门的眩晕科，可直接到眩晕科
就诊。

首次看病查什么，清清楚楚好配合

上文讲过，导致眩晕的疾病有很多种，要判断眩晕
的原因绝不是一种检查就能够办到的。前庭功能、视觉
功能、本体感觉是人体感知位置变化的"三员大将"，加
上负责处理这些信息的中央控制系统——大脑，它们共
同维持着身体的平衡。因此，这些系统中的任何一个生
病都可能引发眩晕症状。前庭作为最重要的感受平衡的
系统，紧邻耳蜗，因此大多数前庭功能受损的眩晕患者
可能会合并耳部其他症状，如耳鸣、听力下降等。为了
得到全面的诊疗，医生需要通过各种检查来确定问题
所在。

想象一下，你因为颈椎疼痛要去脊柱外科就诊，那么
在就诊前你可能就知道会进行颈椎的 CT 或 MRI 检查；如
果你因为心脏不舒服要去心内科就诊，那么就诊前你可能
就知道会进行心电图、心脏超声或造影检查；如果你恰巧
因为腹部疼痛去急诊科就诊，你大概率知道会进行 B 超检

查……同理，想象一下你现在因为眩晕到耳鼻咽喉科就诊，可能进行哪些检查呢？

这个问题对你来说可能有些难，因为大多数眩晕患者首诊很少就诊耳鼻咽喉科。但幸运的是，你恰巧选对了科室——耳鼻咽喉科，那么接下来会做哪些检查呢？

大家对于耳鼻咽喉科能够做的检查都比较陌生，你可能知道耳鼻咽喉科可以做耳镜、喉镜，但涉及耳蜗和前庭部位的检查可能听都没听过。这是由于现在所做的一些听力学和前庭功能检查等都是近 20 年来才慢慢应用于临床的，相对于 CT、B 超等大家耳熟能详的检查，听力学和前庭功能检查在临床应用的时间过于短暂。因此，对于这方面的知识仍需要加大科普力度。

虽然上述检查应用于临床的时间不久，但这并不代表它们不重要。相反，这些新兴的检查能够帮助医生更快更准确地诊断疾病。对于眩晕患者而言，这两方面的检查更是不可或缺的，一是可以帮助医生进行疾病的鉴别诊断，二是帮助鉴别中枢和外周性的眩晕，从而帮助患者更好地解决眩晕问题。接下来我们就了解一下耳鼻咽喉科医生会给患者做的一些检查吧。

1. 耳镜　耳科疾病的基本检查。根据对清晰度的要求及外耳道宽窄等情况，分为电耳镜、硬性耳内镜等不同的耳镜检查。检查目的就是清楚地看到外耳道及鼓膜的情况，从而辨别外耳道的病变和一部分中耳病变，排除一些可能产生眩晕的疾病，比如化脓性中耳炎。

2. 听力学检查　在前庭器官众多邻居中，离得最近的便是耳蜗，最容易相互影响。因此，有很多疾病可以同时伴有眩晕和听力下降。和眩晕比起来，听力下降有时不易被察觉，这需要听力学检查来帮助诊断。

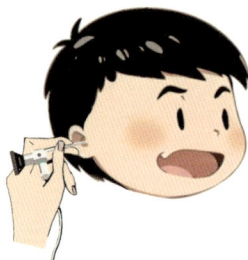

耳镜检查

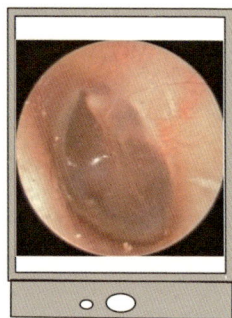

鼓膜

3. 前庭功能检查　前庭功能检查是多种检查的统称。前庭器官藏在耳朵深处，在内耳里，医生不能像看外耳一样用耳镜等工具直接看到，且其结构细小，难以通过CT/MRI完全看清楚。就像经验丰富的猎人能够通过脚印、掉落的毛发、留下的粪便辨认出动物的种类一样，前庭功能检查对于医生来说就是发现疾病的"脚印""毛发""粪便"。

（1）位置试验：这是耳石症最基本也是最重要的检

查，可以帮助临床医生确定耳石有没有离家出走，以及耳石离家出走之后去了哪个半规管。检查过程中，医生会让患者通过坐起、躺下、左右翻身、左右转头等动作，观察眼球震动的位置，确定耳石是否脱落以及脱落的具体位置。这个检查的操作方法和注意事项会在后面进行详细讲解。

（2）眼震检查：通过要求患者凝视或追视，观察眼球运动，来确定有没有自发性眼震等情况。

（3）冷热试验：这项检查会在平卧的情况下，往耳朵里吹冷气／热气，或者灌冷／热水，然后观察眼球的运动，判断有没有前庭功能损伤。

（4）甩头实验：患者头部放松，在医生的控制下连续地、突然地、尽可能快地摆动头部，观察眼球震颤的情况。检查摆动的幅度并不大，只要身体放松，一般情况下不会扭伤颈部。

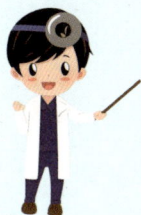

专家有话说

前庭器官与眼球的运动有关系，大多数前庭功能检查都需要观察眼球运动，所以在进行这类检查的过程中要听从医生的指示，不要随意转动眼球。

由于前庭器官是重要的平衡感受器，在检查过程中会出现眩晕，或者有即将摔倒的感觉。请不要害怕，每一位耳石复位医生都会在检查过程中尽可能地保护好患者。请放松心情，配合医生的每一个动作。

如果检查或治疗的动作比较大、速度比较快，且有比较严重的颈椎、胸椎或腰椎疾病，不能做某种或某些动作，请一定要提前告诉医生，避免造成不必要的损伤。

4. 平衡功能筛查　这项检查通过闭眼站立、踏步、在硬软垫上站立等方式来判断前庭功能、视觉功能、本体感觉，进而判断病变的位置。它也可以用来评估一些眩晕疾病治疗后的恢复情况。

5. 颞骨 CT/MRI　也叫"耳部 CT/MRI"，如果把耳朵比作一座房子，前面的检查就是在查水管、电路。这个检查就是在看房顶、墙壁完整与否，是否多了不应有的异物，如听神经瘤等。

6. 头颅 CT/MRI　这项检查是为了查看脑内是否有病变，首次看病不一定都会进行，但是如果眩晕比较严重，合并短暂的意识障碍、眼睛发黑、肢体麻木或异常等症状，又正好在周末或节假日发作，附近找不到可以进行相关检查的耳鼻咽喉科时，一定要去急诊就诊，进行头颅 CT 检查，以排除急性脑梗死、急性脑出血等疾病。如果没有问题，就可以安心地等待工作日，去耳鼻咽喉科就诊。

7. 其他检查 比如血糖、血脂、尿酸、激素等，虽然很多疾病或许不会直接导致眩晕，但会增加眩晕发作的风险，有的会加重症状，有的会让疾病恢复得更慢。因此，医生可能需要通过一些检查来判断其他疾病对于眩晕发作以及治疗效果的影响，从而制订一个更合理且全面的治疗方案。

关于眩晕的检查有很多种，但不是所有的检查都需要做。医生会根据疾病的情况安排合理的检查。如果你有不理解或不明白的地方，请与医生及时沟通。

医生可能问什么，知晓清楚好回答

大家都知道，医生问的问题对于疾病的初步诊断至关重要，因此如实回答医生的问题十分关键。医生在提问时会围绕患者的主诉（也就是晕的情况）展开，所以在因为眩晕就诊前，可以先参考以下的一些问题，以便在就诊时能够迅速、准确地回答，从而节约问诊时间，快速进行初步诊断。

1. 晕的时候看东西转不转

如果没有明显的旋转，但有晃悠、站不稳要摔倒的感觉，也要和医生说。

2. 第一次晕是在什么时候，当时在干什么

最好回忆一下晕的时候有没有什么动作变化，比如躺床上翻身、起床，或者坐、立、行走的时候猛地回头等。

3. 最近一次晕是什么时候

是指最近一次旋转感最强的发作时间。

4. 现在还有什么不舒服的感觉

轻微的头晕、恶心、走路不稳、不敢做大动作等。

5. 每次晕一般持续多长时间

是指看东西转得最厉害的感觉，在你不动之后多长时间能够自行缓解。

6. 以前有没有过这样的情况

这次发作之前有没有过类似感觉的晕？什么时候发生的？当时有没有去医院看病？怎么治疗的？

7. 有没有恶心、呕吐

眩晕程度的不同，会出现不同程度的消化系统的症状，如恶心、呕吐，严重者甚至会有腹泻的症状。

8. 晕时及晕之后有没有耳鸣，听声音有没有变化

如果有耳鸣，耳鸣在哪侧，耳鸣是什么样的声音，蝉鸣、电流、沙沙样还是什么，有没有听力下降。

9. 晕时有没有大脑的异常症状

会不会有眼前发黑、是否有短暂意识丧失、有没有肢体麻木或四肢无力感等。

10. 晕之后的用药都有啥

用过什么药或者有没有进行输液，尤其是为了治疗眩晕而用的药。

11. 平时血压、血糖是否正常

还有没有其他的基础疾病，比如高脂血症、颈动脉粥样斑块等。

以上问题仅作为参考，帮助你在就诊时有效地回答医生的问题。由于医院门诊量大，每位患者的看诊时间有限，因此请在就诊时尽量将自己的主要问题描述清楚，同时告知医生自身的一些基础疾病或者重大手术史、头部外伤史，方便医生针对你的症状快速做出判断，提高就诊效率。

一次看病就解决，还是复诊几来回

耳石症的治疗，首选是耳石复位。对于多数患者，尤其是年轻人以及没有其他基础病的患者来说，一次复位就可以达到治愈的目的，且成功的概率更大。

那么，经过复位治疗后，如果觉得自己没有再出现之前天旋地转的感觉，是否就可以不用再复诊了呢？

不是这样。

一般医生会建议耳石症患者在第一次耳石复位后的一周左右再来医院复诊。这是因为经过耳石复位治疗后的一段时间内，患者仍然会有头晕、恶心等症状，这些症状持续的时间少则几天，多则数周，医学上统称为"耳石症复位后的残余眩晕"。

在耳石症的恢复期，也是耳石最容易再次脱落的时候。如果在治疗后不多加注意，可能会加大"石头"再次脱落的风险。这也是为什么在复位之后，医生会要求患者改变睡姿，在日常活动中注意减少头部的快速运动。有些患者还会接受药物治疗或针灸治疗，防止耳石再次脱落，并尽快消除后遗症状，加快恢复，减少耳石再次脱落的可能性。所以，在复位一周后需要进行复诊，主要是为了评估复位的治疗效果，及耳石再次脱位的风险。

遵循医嘱进行及时复诊对治疗疾病十分重要。有部分患者一次治疗不能使脱落的耳石完全复位，这时就需要进行多次复位，如果治疗过程中没有明显的发作，一般1周左右进行1次治疗，大多数需要进行2~3次。如果在耳石复位后很快发生了再次脱落，需要尽快复诊，再一次进行耳石复位治疗，随后再按照医嘱进行复诊。

　　如果已经反复治疗 1 个月，或者医生检查后表示没有耳石症典型眼震，但患者仍然有眩晕症状，可能是在耳石症之外还伴有其他导致眩晕的疾病。此时，需要根据医生的判断进行相关检查，以确定是否存在其他可能因素。

第三部分

诊断检查怎么做

哪些检查来确诊

从前文中我们了解到，耳石脱落是指从原来的囊斑滑落至半规管中。在正常情况下，内淋巴液会流动，而耳石的存在会加剧这种流动，使得低强度的头部运动就可以增加内淋巴液的流动速度，进而使毛细胞产生过大的兴奋。

正常人可能原地转十圈才会觉得天旋地转，而耳石症患者轻微地转头就可能相当于原地转十圈的效果。

正常情况下，人体头部转动也会引起很微小的眼震。由前庭外周感受器兴奋所引起的眼震有一个特点，称为固视抑制（即眼睛凝视一物体时，源自前庭外周的眼震幅度会减小），因此在正常情况下头部转动诱发的眼震不易被观察到。而病理性的眼震则可以被观测到。

那么，什么叫眼震？

前庭系统的周围性病变、中枢性病变以及某些眼病均可以引起眼震。前庭性眼震由交替的慢相和快相组成，快相和慢相可以通俗地理解为眼球运动的"快的方向"和"慢的方向"。慢相是前庭刺激后引起眼球向某一方向的缓慢运动，而快相为眼球的快速回位，这是中枢矫正型运动。

在耳石症检查中，规定眼震的方向是眼球快相的运动方向。

检查内容及检查报告解读

前庭功能检查中的位置试验会通过做一些动作来刺激不同的半规管，通过观察眼球运动方向来判断耳石症。

位置试验常分为滚转试验和 Dix-Hallpike 诱发试验，有机器及人工检查两种方式。

1. 眼震检查　该检查在无前庭刺激、身体位置固定的情况下，观察不同方向凝视时有无眼震及眼震情况。一般认为连续出现 3~5 个慢相速度大于 5 度 / 秒的连续眼震波为异常（阳性），前庭外周与中枢的损伤均可引起。

2. 滚转试验　该检查是水平半规管耳石症的首选检查方法（水平半规管即外半规管）。受试者平卧，头部垫高30°，检查者双手持受试者头部，快速向左或右侧翻身90°，观察有无出现眩晕，以及眼震出现的方向和程度。如果患者不便翻身，可以选用转头动作来代替翻身（如果患者颈部活动受限，则可选用翻身动作）。若患者在左右侧卧位时均出现眩晕及水平向地性眼震，且眩晕时长小于 1 分钟，则可以考虑为水平半规管耳石症，眩晕及眼震较强烈的一侧为患侧；若左右侧卧位均出现持续性（大于 1 分钟）眩晕和背地性眼震则考虑为水平半规管嵴帽型耳石症，晕感及眼震较轻的一侧为患侧。

3. Dix-Hallpike 诱发试验 该检查法是判断后半规管耳石症的首选方法。患者取坐位，将其头部转向右侧 45°，保持头位不动，迅速令患者至仰卧位悬头位（头后仰悬垂与水平面呈 30°），观察有无眩晕以及眼震的方向和程度，若此时出现数十秒眩晕和逆时针扭转上跳性眼震则该项检查为阳性，考虑为右后半规管耳石症，回至坐位，将头转向左侧 45°，迅速后仰至左悬头位，若出现顺时针扭转上跳性眼震，则考虑为左后半规管耳石症。

每项检查的注意事项

不戴假睫毛和美瞳，全程睁大眼睛

建议卸妆，不戴假睫毛和美瞳。耳石症检查主要观察的客观指标是患者有无典型眼震。被检者需要戴上一种屈光度为 +15D ~ +20D 的凸透镜，睫毛过长会接触镜面而干扰检查。

检查过程中全程需要保持睁大眼睛，并尽量减少眨眼睛等动作，戴美瞳可能会对观察眼震方向产生干扰。典型的眼震常持续几秒至数秒钟，常在 1 分钟之内，如果因害怕而紧闭双眼，则无法判断眼震的有无和方向。因此，要记牢全程睁大双眼。

空腹或少量饮食

耳石症的诊断方法是通过手法检查或机器翻转检查来观察眼震及检查过程中眩晕情况来判断，部分人在检查过程中可能因不能耐受而出现恶心、呕吐的情况，因此检查前切忌饱餐多饮。

区别"晕"和"转"

检查者常会询问被检者有无"转"的感觉。注意，这里的"转"指的是视物旋转或周围物体不动而自身旋转（眩晕），与头晕有很大不同。头晕是非旋转性的感觉，属于没有运动错觉的空间定向障碍或损害。

耳内镜能照出耳石吗

有的患者在第一次听到"耳石症"这个词语时，会感到费解。所谓"耳石"，其实是位于内耳前庭中的微小颗粒，其成分和石头接近，为碳酸钙结晶，因此取名"耳石"。在之前的章节中，我们了解到内耳前庭的构成，而耳石就住在内耳前庭的"椭圆囊"和"球囊"这两座小房子里。正常情况下，耳石安安静静地躺在耳石膜这个大床上，帮助我们感受位置变化，参与身体的平衡控制，但是当耳石"离家出走"时，我们就要遭殃了。耳石从椭圆囊中脱落，掉到半规管或壶腹嵴中，脱落的耳石就像在迷宫内迷失方向的弹珠，随着头位的改变而移动，扰乱前庭系统，导致我们感觉到眩晕。

但是，脱落的耳石仍旧处于内耳中，且耳石颗粒十分微小，肉眼难以观察到。耳内镜是耳鼻咽喉科常用的检查手段，常用于观察患者外耳道的情况，以及通过观察鼓膜的形态变化来发现中耳病变。但是，耳内镜并不能深入到内耳，因此无法观察到内耳情况，也就更不可能看到内耳中微小的耳石颗粒。

要确认耳石是否离家出走，需要依靠专业的检查来明确诊断，详细内容可参见第二部分"首次看病查什么，清清楚楚好配合"及第三部分"哪些检查来确诊"。

听力检查和耳石症有什么关系

前来就诊的耳石症患者，常常会被要求做一项听力检查——纯音测听，来了解听力损失情况。那么，为什么头晕会被要求做听力检查呢？听力损失和耳石症也有关系吗？

事实上，耳石症可以分为原发性和继发性两种。原发性耳石症的病因尚不明确，普遍认为可能与患者的年龄和性别存在关系。中老年是耳石症的高发年龄段，相比于男性，女性更加容易发生耳石症，但女性发病率高的原因目前尚不明确，可能与女性多发偏头痛、骨质疏松和口服避孕药或绝经后体内激素代谢异常等因素有关。

除此之外，有一部分耳石症与头部外伤、手术、突发性聋、梅尼埃病、前庭性神经炎等致病因素相关，称为继发性耳石症。事实上，耳石症患者存在听力损失的情况很常见，虽然有的患者自身并无法察觉出听力受损。

纯音听阈测试是用来测试患者双耳各频率点听力情况的一种检查方法，可以体现患者听力受损性质和程度，鉴别传导性聋和感音神经性聋，监测患者双耳听力变化进程，是耳鼻咽喉科的一项基础性测试。纯音听阈测试可以发现很多自身并未察觉听力损失的患者，在耳石症与其他疾病的鉴别诊断等方面起着重要作用。

掌管听觉功能的耳蜗与掌管平衡功能的前庭位置邻近，是一对密不可分的邻居。因此，当内耳出现问题时，两者易受到一些共同因素的影响，如血管栓塞、内耳灌注不足、病毒感染、内耳免疫损伤和出血等。当纯音测听结果出现异常时，提示耳蜗受损的同时，前庭也可能受到损伤。同理，当患者出现眩晕等前庭性症状时，也需要进行听力检查，来监测耳蜗受损情况。对任何没有明显表现出单一前庭症状的患者，临床医生必须考虑存在两种以上前庭障碍的可能性。所以在耳石症的诊治中，应关注眩晕与耳聋的整体性，重视听力测试及耳石症的诊断。

耳石症发作的一大临床症状是眩晕。除了耳石症之外，有很多其他的外周前庭疾病也能引起眩晕，这就需要进一步检查来进行鉴别诊断。而纯音测听是其中不可忽略的一项基础性检查。

梅尼埃病（Ménière's disease，MD）是继发性耳石症的发病原因之一。MD一大临床症状是波动性渐进性的听力损伤，早期以低频听力受损为主。除此之外，有研究认为，MD患者在病程中，膜迷路会反复积水破裂，从而损伤椭圆囊斑，引起耳石颗粒脱落进入半规管而引发耳石症。

前庭性偏头痛（vestibular migraine，VM）的眩晕症状持续时间变化较大，部分患者主诉持续时间数十秒，与耳石症具有相似的临床表现。VM患者可出现耳蜗受损症状，如耳胀、耳鸣或听力下降，但听力测试通常正常或表现为双耳高频听力下降，听力下降常进展缓慢。

前庭神经炎（vestibular neuritis，VN）临床症状表现为突发性眩晕，一般无听力受损或轻微听力损失。

突发感音神经性聋（sudden sensorineural hearing loss，SSNHL）的眩晕常由于内耳病变影响内耳的平衡功能，一般在药物治疗3~5天内缓解或消失，此时眩晕发作与位置变化无关，复位治疗对于SSNHL伴眩晕症状无效。

因此，听力检查对于确诊耳石症和与其他外周前庭疾病进行鉴别有着重要意义。

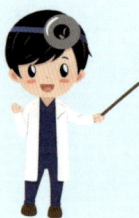

专家有话说

纯音听阈测试作为一种简单、便捷、经济、无创的检查方法，有助于耳石症及其他眩晕疾病的鉴别诊断，同时有助于全面分析病情，尽早发现危险因素，并可作为疾病康复疗效评估的方法之一。

第四部分

明确疾病聊治疗

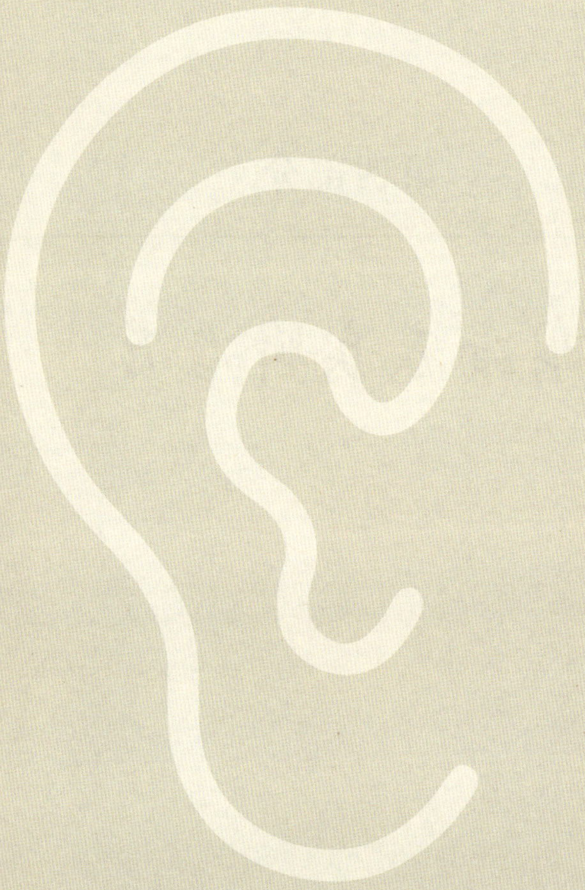

耳石症的治疗方法

耳石症在眩晕症中占 20%～30%，是临床常见的一种眩晕疾病。它属于周围性眩晕的范畴，即非中枢性眩晕。前面章节对中枢性眩晕有过相应介绍，相对来说，耳石症是一种良性疾病。在周围性眩晕里，耳石症大概可以占到一半以上的发生率，随着人们生活习惯的改变和生活压力的增加，近几年耳石症的发病率也有所增加。

耳石症的病程时间从几天到几周不等，有些患者缺乏对该病的认识，反复就诊心脑血管和骨科等科室，加上专科医生对耳石症不了解，几年到十几年反复发生耳石脱落在临床上也是可以见到的。该病可复发，很多患者在治疗后往往不重视诱发因素，对小小"石头"缺乏敬畏心理，导致几个月甚至几年内反复复发，导致反复发作、治愈困难，病友们在康复后一定不可大意。

由于耳石症发作时患者会感到强烈的天旋地转感，并且可能伴有恶心呕吐的症状，严重者还会因为害怕眩晕继而出现焦虑、抑郁等心理问题，因此会对患者的身体健康以及生活质量造成严重影响。对于耳石症患者，及时采取有效的治疗方法十分重要。

由于耳石症的科普宣传力度小，很多患者在耳石症发作时很难意识到应该到耳鼻咽喉科就诊，因此造成很多患者辗转于急诊、神经内科、骨科等科室诊疗，可能在除外了以上科室相关疾病后才最终就诊于耳鼻咽喉科。

往往在经历了以上就医流程后，大部分患者已经接受了相关治疗，以缓解眩晕症状，但这对耳石症的诊断造成了一定的干扰。对于耳石症患者来说，采取及时的耳石复位是最优治疗方案。当使用了前庭抑制剂类止晕药后会对前庭中枢进行抑制，很容易影响对耳石是否脱落及脱落位置的正确判断，进而影响耳石的精准复位以及判断耳石复位后是否归位。这就是耳科医生通常不建议患者在未排除耳石因素前，擅自给予不恰当治疗的真正原因。

耳石症的主要治疗方法

复位！复位！还是复位！重点的事情还是需要强调三遍的。

当然，耳石症的治疗方法是多样的，包括手法复位、转椅复位、药物治疗、手术、中医疗法、针灸疗法等。但在现有的耳石症的治疗方法中，**复位治疗**是目前临床上公认的最安全、最有效的治疗方法。

请记住，复位治疗绝对是耳石症治愈的法宝，没有之一。

有些患者害怕再次体验复位时的眩晕感，得过且过，认为用些药物控制也能得到一样的疗效，然而这是极其错误的选择，也是反复发作的罪魁祸首。要想长治久安，唯有复位！精准复位是唯一的选择。

在前面的介绍中我们可以了解到，耳石症的发病机制是由于本来在椭圆囊中的耳石脱落，并且随着头部的一些动作导致耳石在半规管中"游玩"，带动内淋巴液流动所引起的疾病。耳石症的手法复位就是根据耳石症的发病机制而设计，即从哪里来回哪里去。通过特定的手法，使在半规管内飘浮的耳石沿着其所在的半规管壁内，按照一定方向运动，或先使黏附的耳石从壶腹的嵴顶帽脱落，最后经过半规管开口使其回到原来所在的位置——椭圆囊，从而治愈耳石症。

根据前庭的解剖结构，每个人都有一对水平半规管、一对后半规管和一对前半规管（共 6 个半规管）。因此，在进行耳石症的手法复位前，我们需要明确知道到底是哪个半规管的耳石贪玩迷失了方向，出现了脱落现象。只有通过精准定位，才能让复位的疗效更加理想，这也就是"变位试验"存在的意义。

变位试验就是利用溜溜球的原理，在重力和加速度力的作用下，使耳石沿着管壁运动。通过做一些特定的位置变化（即沿特定平面的头部位置变化），让受试者的半规管处于与地面相垂直的悬垂位，使管内漂浮的耳石受到一定的角加速度和地球重力的作用而沿着管壁自然下沉，带动内淋巴液的异常流动，或者黏附有耳石的壶腹嵴发生偏斜，进而诱发具有一定方向性的特征性眼震，从而对耳石脱落的半规管进行精准定位。

这样我们就能够看到到底是哪个耳石不守规矩，这就像刑侦工作一样，只要犯罪分子敢露头，我们就一定能够捕捉得到。

Dix-Hallpike诱发试验主要是针对垂直半规管（后半规管和前半规管）进行诱发检查，平卧侧头试验主要是针对水平半规管进行诱发检查。两个变位试验的操作方法如下。

Dix-Hallpike诱发试验

先让患者坐于床上，目视前方。检查者站于患者后方或侧后方，用双手扶住患者头部，按照以下顺序进行检查：直立坐位→向一侧转头45°，然后使患者迅速躺倒至仰卧悬头位（使患者肩膀位于床边，检查者手托患者头颈部，使头部下垂至低于床面，呈20°~30°）→迅速回坐位（第二头位）→向另一侧转头45°，重复上述动作使患者躺倒至仰卧悬头位→迅速回坐位。

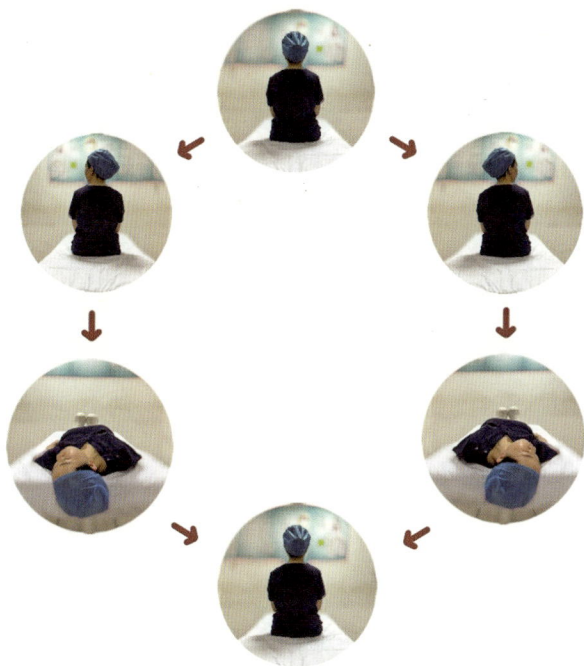

Dix-Hallpike 诱发试验示意图

平（仰）卧侧头试验（又称"滚转试验"）

先让患者平卧于床上，目视前方。检查者站于患者后方或侧后方，用双手扶住患者头部，按照以下顺序进行检查：平（仰）卧位→快速向一侧翻身近90°至侧卧位→转头／翻身回到平（仰）卧位→快速向另一侧转头／翻身近90°至侧卧位→再次转头／翻身回到平（仰）卧位。

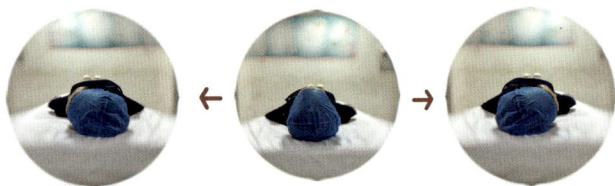

滚转试验示意图

因为耳石的流动需要一定的时间，所以在进行变位试验时所诱发出的眩晕感和眼震也可能会存在一定的潜伏期，即需要在某一体位保持一段时间才可能诱发出相应的症状。因此为了避免判断出错，在进行变位试验时需要注意在每个位置保持 30 秒左右，待患者眩晕感及眼震完全消失后再进行下一个动作。

确认了耳石所在的半规管后，就可以开始进行耳石复位啦。

后半规管耳石症的复位手法——Epley 复位法

当患者被确诊为后半规管耳石症时，常规采用 Epley 复位法进行半规管耳石症复位治疗。具体操作方法如下。

让患者直立坐在床上，复位者（操作者）双手扶住患者的头部向患侧（即耳石发生脱落的一侧）转 45°→让患者在保持该头位下迅速躺下至悬头位（即将患者的头下垂至与床面呈 20°~30°）并保持 1~2 分钟→迅速将患者的头向健侧旋转 180° 并保持 1～2 分钟→身体向健侧转身至侧卧位，同时头随着身体向下（健侧）旋转 45° 使患者鼻尖朝向地面并保持 1～2 分钟至→先让患者将双腿放到床下，然后缓慢起身，并在回到坐位的同时将头前倾 30°。可根据患者自身情况重复此过程直至眩晕及眼震完全消失。

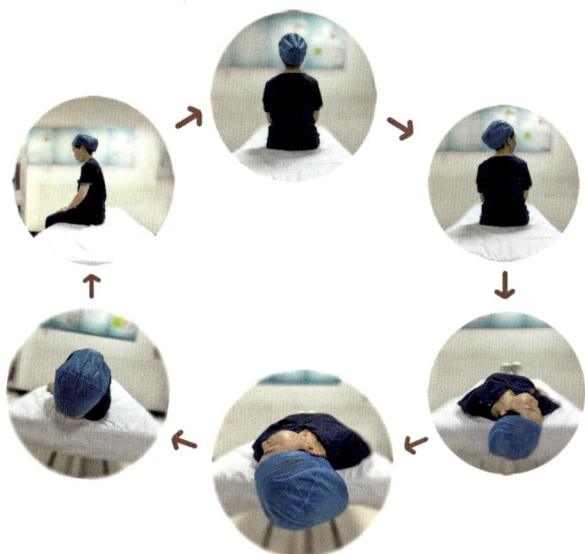

Epley 复位法示意图

水平半规管耳石症的复位手法 1——BBQ 复位法

当患者被确诊为水平半规管耳石症时，常规采用 Barbecue 翻滚复位手法，简称"BBQ 复位法"。由于该复位手法的过程类似于烤串的翻滚手法，因此可以亲切地称之为"烧烤式"复位手法。具体操作方法如下。

让患者平卧于床上，复位者双手扶住患者的头部让患者身体向健侧翻转90°至侧卧位，同时将患者的头部向健侧旋转90°并保持1~2分钟→继续让患者向健侧翻转90°至趴在床上，同时头部向下（健侧）旋转90°嘱咐患者双手交叉重叠垫在额头，下颌紧贴前胸并保持该姿势1~2分钟→继续将患者身体和头部继续向健侧旋转90°至侧卧于患侧并保持1~2分钟→让患者缓慢起身，并在回到坐位的同时将头前倾30°。可根据患者自身情况重复此过程直至眩晕及眼震完全消失。

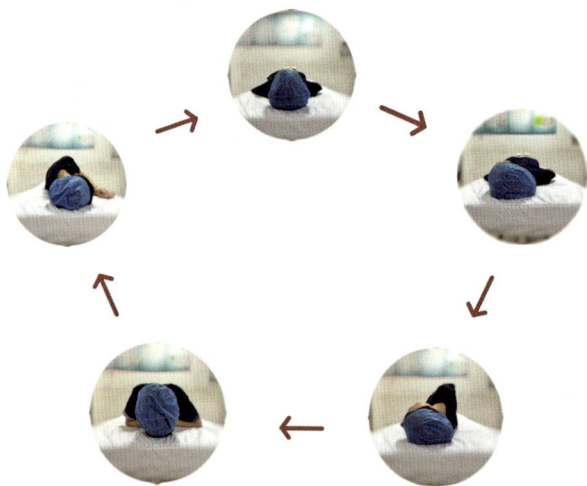

BBQ复位法示意图

水平半规管耳石症的复位手法 2——Gufoni 复位法

Gufoni 复位法也可以将掉落在水平半规管中的耳石进行复位，具体操作手法如下。

让患者侧坐于床边，操作者站立于患者面前，双手扶住患者头部使患其头部位于正中位，然后迅速向健侧躺倒至侧卧位并保持 1~2 分钟→双手扶住患者头部迅速向下（健侧）旋转 45°，使患者鼻尖贴床并保持 1~2 分钟→让患者缓慢坐起并在回到坐位的同时将头前倾 30°。可根据患者自身情况重复此过程直至眩晕及眼震完全消失。

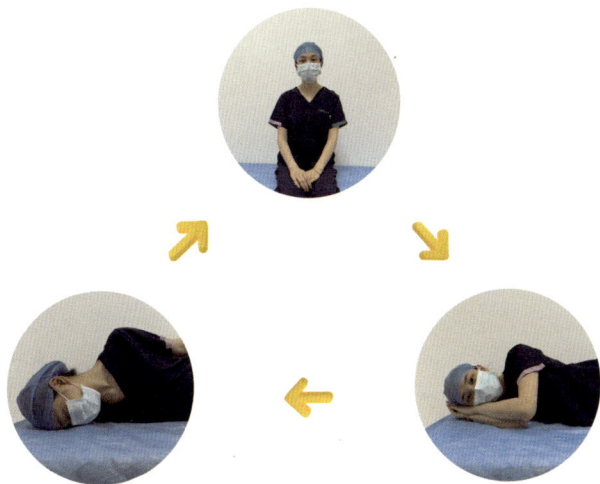

Gufoni 手法复位水平半规管耳石症示意图

上述的复位方法是针对耳石掉落在半规管里的耳石症进行的，那么当耳石掉落在半规管的壶腹嵴时（又称"顶石症耳石症"或"嵴帽型耳石症"），我们应该怎么做呢？

当患者被确诊为水平半规管嵴帽型耳石症，一般采取改良的 Gufoni 复位手法进行复位，具体操作方法如下。

> 让患者侧坐于床边，操作者站立于患者面前双手扶住患者头部使患者头部位于正中位，然后迅速将患侧躺倒至侧卧位并保持 1~2 分钟→双手扶住患者头部迅速向上（健侧）旋转 45°并保持 1~2 分钟→让患者缓慢坐起并在回到坐位的同时将头前倾 30°。可根据患者自身情况重复此过程直至眩晕及眼震完全消失。

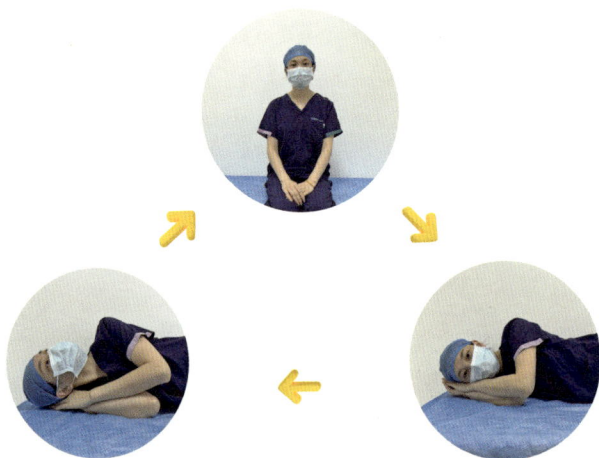

改良的 Gufoni 手法复位水平半规管顶石症示意图

后半规管嵴帽型耳石症复位手法——Semont 复位法

大多数嵴帽型石症主要出现在水平半规管中，后半规管嵴帽型耳石症的发病率非常少，但当患者被确诊为后半规管嵴帽型耳石症时，一般采取 Semont 复位法，具体操作方法如下。

让患者侧坐于床边，操作者站立于患者面前，用双手扶住患者头部，让患者头部健侧旋转45°→保持患者头部不动，使患者迅速向患者侧躺，使患侧的后枕部着床，保持该姿势1~2分钟→让患者迅速从患侧侧躺转向健侧侧躺，使健侧前额贴紧床面，鼻尖与床面呈45°并保持1~2分钟→让患者缓慢坐起并在回到坐位的同时将头前倾30°。该方法同样也适用于后半规管耳石症的复位。可根据患者自身情况重复此过程直至眩晕及眼震完全消失。

由于嵴帽型耳石症耳石掉落的位置位于壶腹嵴的嵴顶，因此复位相较于半规管耳石症更加困难，因此一般需要多次复位，但大多数嵴帽型耳石症的复位效果都比半规管耳石症的复位效果要差。所以若多次复位效果仍不佳，建议听取医生建议配合药物治疗。

如果对嵴帽型耳石症进行复位后再检查时，发现患者由嵴帽型耳石症转变为了半规管耳石症，请不要慌张，这是由于本来位于嵴顶的耳石碎片通过复位手法掉落进了半规管里引起的，只需要再按照相应半规管耳石症的手法复位对其进行复位即可。

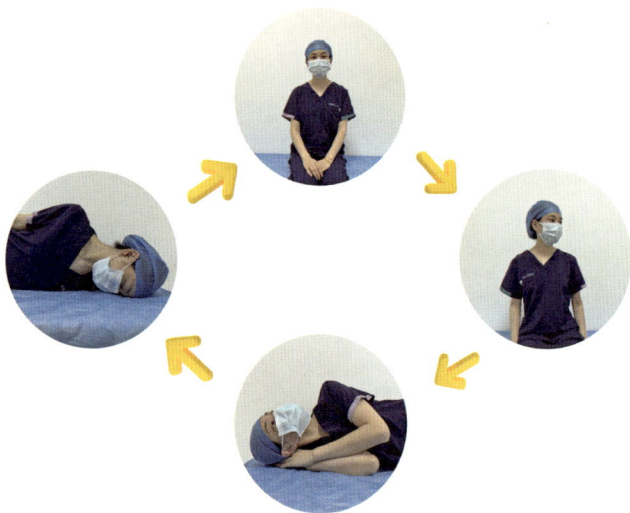

Semont 手法复位后半规管嵴帽型耳石症示意图

读到这里你可能会发现，垂直半规管包含前半规管和后半规管，为什么上面的复位手法没有针对前半规管耳石症的呢？

根据前文解剖图可知，前半规管的位置高于椭圆囊，所以耳石很难受地球重力的影响而落入前半规管中。即使落入，也更加容易随着平时日常生活中的某些头部动作自己回落到椭圆囊中，因此前半规管耳石症患者自愈的可能性更大。临床中一般很难见到患有前半规管耳石症的患者，如果遇到，可以不过多进行干预，等待患者自愈即可，但如果想要对其进行复位，可以按照下面的 Semont 复位手法进行。

> 让患者侧坐于床边，操作者站立于患者面前，用双手扶住患者头部，让患者头部患侧旋转 45°→保持患者头部不动，使患者迅速向患者侧躺，前额贴床，保持该姿势 1~2 分钟→让患者迅速从患侧侧躺转向健侧侧躺使患者健侧的后枕部着床并保持 1~2 分钟→让患者缓慢坐起并在回到坐位的同时将头前倾 30°。可根据患者自身情况重复此过程直至眩晕及眼震完全消失。

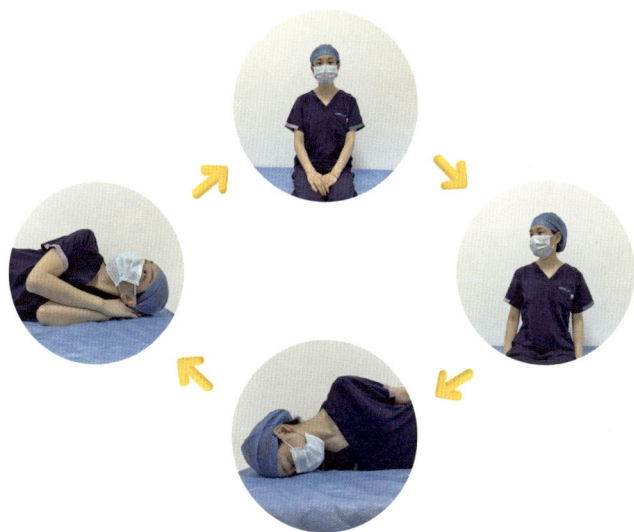

Semont 手法复位前半规管耳石症示意图

在每次进行手法复位后，建议患者休息 10～30 分钟后再进行检查。对于复位效果不好的患者，建议间隔 7 天重复治疗。

如果患者处于长期焦虑、抑郁状态或者有由于反复眩晕而产生的恐惧心理，建议联合认知行为疗法对患者给予及时的心理疏通和指导。研究表明，通过认知行为疗法使患者对耳石症的发病机制、过程及预后更加了解，能够消除患者自我怀疑的心理行为，提高治疗配合度，从而提高耳石复位的有效率，并减轻患者的负面情绪。

对耳石症的治疗，除了可以进行耳石复位以外，还可以给予患者相应的药物治疗，如盐酸异丙嗪片、强力定眩胶囊、甲磺酸倍他司汀片等。有研究表明，对于耳石症患者，采取手法复位联合药物治疗能够有效改善患者的临床症状，提高耳石症的疗效。建议在医生的指导下进行相应的药物治疗。除了吃西药外，中医疗法对于耳石症的治疗也有一定的效果，包括针灸、中药治疗等方式，具体的中医治疗方法将在后面的章节中进一步介绍。

既然复位最根本，能否自己在家做

前面我们提到了耳石症的确诊检查和治疗方法。那么，是否可以在家尝试自行复位呢？

答案是肯定的。首先我们需要确认耳石位置。

耳石症的家庭诊断

◉ 右侧后半规管耳石症

第一步：患者坐于床上。

第二步：家属托住患者头部，并将患者头往右转45°，并稍稍抬起。

第三步：家属托住患者头部，患者迅速平躺下，并将头低悬于床沿20°~30°。

此时，家属迅速观察患者是否出现眩晕、眼球震颤。

如患者在眩晕的同时，出现眼球震颤，可以基本判断患者患有右侧后半规管耳石症。

如患者未出现眩晕及眼球震颤，那么需要进一步判断是否患有左侧后半规管耳石症。

◉ 左侧后半规管耳石症

第一步：患者坐于床上。

第二步：家属托住患者头部，并将患者头往左转45°，并稍稍抬起。

第三步：家属托住患者头部，患者迅速平躺下，并将头低悬于床沿20°~30°。

此时，家属迅速观察患者是否出现眩晕、眼球震颤。

如患者在眩晕的同时，出现眼球震颤，可以基本判断患者患有左侧后半规管耳石症。

如患者未出现眩晕及眼球震颤，那么需要进一步判断是否患有双侧水平半规管耳石症。

⊙ 双侧水平半规管耳石症

第一步：患者坐于床上，将头往上稍稍抬起。

第二步：家属托住患者头部，患者迅速平躺下。

第三步：家属将患者头往右转 90°。

此时，家属迅速观察患者是否出现眩晕、眼球震颤。

如患者在眩晕的同时，出现水平性（向右）眼球震颤，可以基本判断患者患有右侧水平半规管耳石症。

如患者未出现眩晕及眼球震颤，那么需要进一步判断是否患有左侧水平半规管耳石症。

第四步：家属协助患者恢复到平躺体位。

第五步：家属将患者头迅速往左转 90°。

此时，家属迅速观察患者是否出现眩晕、眼球震颤。

如患者在眩晕的同时，出现水平性（向左）眼球震颤，可以基本判断患者患有左侧水平半规管耳石症。

部分患者在进行水平半规管耳石症判断时，头往左右两侧转 90° 都可能出现眩晕或眼球震颤。此时家属要询问患者哪侧晕得更厉害。如果左侧的眩晕和眼球震颤情况比右侧重，那么基本可判断为左侧水平半规管耳石症；反之则为右侧。在临床上，患者还是以后半规管和水平半规管耳石症多见（约 90% 以上）。因此，通过上述三种判断方法，在家可基本判断大部分的耳石症。

复位方法

◉ 右侧后半规管耳石症的家庭耳石复位方法

最为经典的复位方法是 Epley 复位法，也是比较容易掌握和操作的一种家庭复位方法。

右侧后半规管耳石症
复位治疗

第一步：患者平坐于床上。

第二步：家属托住患者头部，并将患者头往右转 45°。

第三步：家属托住患者头部，患者快速后躺，并将头低悬于床沿 20°~30°。

第四步：待患者眩晕和眼球震颤消失后，家属再将患者头往左转 180°。

第五步：待患者眩晕和眼球震颤消失后，家属再将患者头部连同身体向左侧翻转，使其侧卧，脸部朝向地面。

第六步：待患者眩晕和眼球震颤消失后，家属协助患者坐起，使其头前倾约 30°。

复位后尝试抬头、低头、躺下、起床等动作，如果没有出现眩晕，可以基本判断耳石已复位。

如果上述体位变化时仍出现眩晕，那么可以按照上述方法，再进行一次耳石复位。

在耳石复位过程中，待眩晕和眼球震颤消失后才能进行下一个体位，一般每个体位应保持 30 秒~1 分钟。一般进

行 2~3 次的重复耳石复位，以获得更好的效果。

⊙ 左侧后半规管耳石症的家庭耳石复位方法

左侧后半规管耳石症的耳石复位方法与右侧后半规管耳石症耳石复位方法一致，只是复位的方向相反。

右侧水平半规管耳石症
复位治疗

⊙ 右侧水平半规管耳石症的家庭耳石复位方法

主要采用经典的 BBQ 耳石复位法。

第一步：患者坐于床上，在家属协助下迅速平躺。

第二步：家属托住患者头部，并将患者头往左转 90°。

第三步：待患者眩晕和眼球震颤消失后，家属再将患者头部连同身体再往左转 90°，使脸部朝向床面。

第四步：待患者眩晕和眼球震颤消失后，家属将患者头继续转 90°，并协助其侧卧于右侧。

第五步：待患者眩晕和眼球震颤消失后，家属将患者头继续转 90°，并协助其面部朝上，平卧于床上。

第六步：待患者眩晕和眼球震颤消失后，家属协助患者坐起，并使其头稍微前倾约 30°。

患者头部通过上述连续的旋转，可使耳石最终从水平半规管回归至前庭椭圆囊内。

⊙ 左侧水平半规管耳石症的家庭耳石复位方法

左侧水平半规管耳石症的耳石复位方法与右侧水平半

规管耳石症的耳石复位方法一致，只是复位的方向相反。

⊙ **右侧水平嵴帽耳石症的家庭耳石复位方法**

右水平嵴帽耳石症的复位方法主要采用深悬头位法。

右侧水平嵴帽耳石症
复位治疗

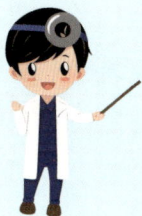

第一步：患者侧坐于床边，操作者站立于患者面前双手扶住患者头部使患者头部位于正中位。

第二步：家属托住患者头部，并协助其迅速向患侧躺倒至侧卧位并保持 1~2 分钟→双手扶住患者头部迅速向上旋转 45° 并保持 1~2 分钟。

第三步：家属协助患者缓慢坐起并在回到坐位的同时将头前倾 30°。

专家有话说

对于半规管嵴帽耳石症患者，需要先调整为半规管耳石症，再进一步采用 BBQ 耳石复位法进行耳石复位，是临床上较难进行耳石复位的一种类型。因此，对于一些诊断较困难或耳石复位效果不佳的耳石症患者，还是建议至专科门诊就诊，进行个体化综合性的耳石复位。

"石头"归位太难受，不想感受想它疗

或许有的患者在看到这本书之前已体验过耳石症的痛苦，也经历过复位的感受，觉得耳石复位太难受了，甚至比耳石症发作时还要难受，又晕又吐，坚持不下来，想问问医生该怎么办。

首先，请大家先安下心来。复位的过程确实会有眩晕、恶心等不舒服的感受，但是这个不舒服的程度对于绝大多数人都是可以接受的，并不一定会比耳石症发作本身更难受。

耳石复位是治疗耳石症最快也是最安全有效的治疗方法，大家在治疗时最好还是首选耳石复位。在复位治疗时要放松心情，不要太过紧张，不要预设一个耳石复位会很难受、自己受不了的心理暗示。

如果在复位过程中觉得比较难受不能坚持，可以先和医生沟通，更换不同的复位方法。我们前面介绍过耳石复位有不同的复位方式：机器复位、手法复位。手法复位中也有不同的复位手法，一般都能找到耐受的复位方法。

如果经过尝试，确实不能接受耳石复位治疗，还有其他办法可以治疗。只是相较于耳石复位而言，治疗周期会比较长。

药物治疗 + 体位控制

耳石虽然被命名为"石"，但与身体里的其他"石"不一样，它可以被正常的代谢分解掉。脱落的耳石过一段时间会自己消失不见，同时也会有新的耳石顶上它的位置。这也是药物可以治疗耳石症的原因。

药物可以减轻患者的眩晕感，并通过调整睡姿、控制日常活动不让更多的耳石脱落出来。同时，等待已经脱落出来的耳石被分解消失，一些药物可以通过改善内耳血液循环方式促进耳石更快地被分解代谢掉。但这样的治疗根据个人体质不同，发病程度不同，需要几周到几个月的时间，也有少数人会持续 2～3 年仍不能痊愈。

前庭康复训练

前庭康复训练是一些物理的训练，如特定的康复操。通过中枢神经系统适应和代偿机制提高患者的前庭功能，让大脑逐渐适应这种晕的感觉，并且让眼睛、小脑和健康的前庭器官帮助生病的前庭器官干活，双管齐下，使患者感觉没有那么难受，可以正常地生活。

这种训练一般是为了减轻疾病造成的后遗症。并且对于实在不能耐受耳石复位治疗的患者，也可以作为替代疗法。但需要指出的是，在康复训练的过程中也有可能产生轻度的眩晕等不适感。

手术治疗

手术治疗在耳石症的治疗中属于"伤敌一千，自损八百"的治疗方式，这样"惨烈"的胜利是为了少数"难啃的骨头"。那么什么样的患者才会需要进行手术治疗呢？

首先，需要把能做的检查都做了，确定导致眩晕的就是耳石症，而且很清楚就是某一个半规管，没有变来变去。

其次，已经在医院进行包括耳石复位在内的系统规律的治疗超过1年，症状仍然没有改善，并且对日常活动有影响严重。

如果进行了一段时间的药物治疗或者前庭康复训练之后，想要再尝试一下耳石复位可不可以呢？

答案是可以的，不过有些药物会影响位置试验的检查结果和耳石复位的效果，需要在停药一段时间后再进行检查和治疗。不同药物具体的停药时间需要咨询医生。

治疗方法很多样，还有国粹中医法

中医学对于耳石症有没有什么好办法呢？

当然有！中医药虽然不能动摇耳石复位在耳石症治疗中的地位，但是它在很多其他方面具有优势。

改善耳石复位后遗症状

耳石复位后，经常会遗留一些后遗症状，比如轻微的眩晕、头昏昏沉沉的感觉、走路不稳当、易摔倒或因为担心再次发作而焦虑、忧郁。这些症状虽然不是特别难受，但也会影响生活质量。中医药在改善这些症状方面有一定的优势。患者可以结合自己的情况，在医生建议下选择一种或几种适合的治疗方法。下面谈谈不同中医治疗的优劣。

⊙ 中药治疗

耳石症容易复发的原因有很多，包括年龄、头部供血不足、个人体质，以及基础病（如高血压、糖尿病等）等。其中痰湿体质的人更容易复发耳石症，可以通过服用中药调整体质、改善头部供血等方式降低复发风险。

中药治疗效果可靠，自己在家就可以服用，不需要反复来医院就诊。如果不方便煎药，可选择代煎或者免煎颗粒。但需要注意，中药口感有其自身特殊性，并且有肝肾基础病的患者，中药可能会加重肝肾的代谢负担。

⊙ 针灸治疗

前面介绍过，耳石复位治疗过程中可能会出现眩晕、恶心、呕吐等不适，有的患者会因为耳石复位太难受而不能完成治疗，有没有什么方法可以让患者没那么难受，能够坚持完成治疗呢？

针灸治疗起效迅速、操作简单，可以在复位前进行一次针刺治疗，从而增加患者对耳石复位的耐受度，如果害怕扎针或者场地受限不能进行针刺的留针治疗，也可以选择皮内针治疗。

⊙ **传统针刺**

起效迅速、安全、没有肝肾代谢风险、价格相对较低。但需要多次就医，对治疗场地有限制，部分患者对针刺有比较明显的恐惧心理。

⊙ **皮内针疗法**

皮内针疗法除具有传统针刺的优势外，操作简单，没有场地限制，可以持续治疗，没有直观的针刺过程，不容易有恐惧心理。但价格较传统针刺高，效果比传统针刺稍弱。

揿针

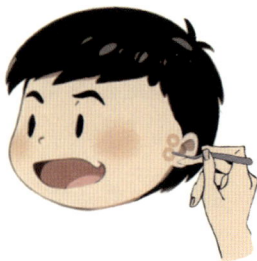

皮内针（揿针）

⊙ **耳穴压丸**

耳穴压丸操作简单，经济实惠，没有场地限制，可以持续治疗。但对于部分患者来说，痛感更明显，外观也会有一些影响，治疗效果没有针刺迅速。

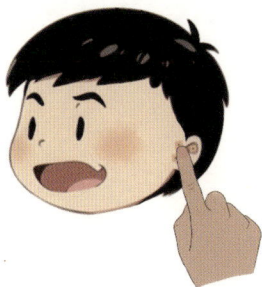

耳穴压丸

⊙ **拔罐、推拿治疗**

拔罐、推拿治疗过程的舒适度高，患者体验好。但受场地和操作难度限制，能够开展的医院比较少。

第五部分

用药不适须就医

用药止晕需慎重，出现不适早就医

虽然耳石症是一种有自愈倾向的疾病，但不推荐使用止晕药物，临床称其为前庭抑制剂，如抗组胺类药物（苯海拉明、萘苯海明等），苯二氮䓬类药物（地西泮、劳拉西泮等），D_2 受体拮抗剂（甲氧氯普胺）和吩噻嗪类（异丙嗪）。迄今没有任何证据支持前庭抑制剂治疗耳石症的有效性。药物治疗仅应用于合并了内耳其他疾病时。如果耳石复位后患者仍感到头晕、平衡障碍，可以考虑使用改善内耳微循环的药物，如倍他司汀、银杏叶提取物等。

反对前庭抑制药物的常规使用基于以下原因。

首先，这类药物可产生困倦、知觉障碍，并且干扰开车或操作机器的能力，特别是苯二氮䓬类药物，是导致跌倒的重要独立危险因素。

其次，这些药物可能干扰前庭损伤的中枢代偿过程。

最后，使用前庭抑制剂还可掩盖变位试验的阳性表现，抗组织胺类药物会对老年人的认知功能、胃肠蠕动、排尿、视力和口干造成潜在危害。

出现症状应及时就医，谨慎使用止晕药物！

出现不适即就医，还是观察再等待

部分耳石症患者可自发缓解，其症状常表现为反复发作的位置性眩晕或头晕，尤其在躺下、平躺翻身时易发作，且发作持续时间通常小于1分钟。对于这类自发缓解的耳石症患者，诊断时患者往往处于耳石症的无症状期，因此难以确定受累的半规管。当患者病史显示为短暂、反复的发作性位置性眩晕，且存在特定的位置触发因素时，极有可能患有耳石症。

一些疾病的表现与耳石症相似。部分脑肿瘤可呈现出发作性位置性眩晕，与耳石症极为相像。一过性缺血性发作、小量出血以及缺血性卒中，也可能表现为发作性位置性眩晕。

此外，耳石症可能合并其他疾病。例如，耳石症合并脑血管病，如内听动脉缺血发作，可能同时累及椎-基底动脉的其他分支，这往往是脑梗死的前兆或预警信号。耳石症合并前庭神经元炎时，同样会出现眩晕症状，而前庭神经元炎需要进一步治疗。另外，耳石症还可能合并多发性硬化，多发性硬化是一种多发于脑干和小脑的脱髓鞘疾病，前庭系统异常是其常见特征之一。

综上所述，身体出现不适时应及时就医检查，以便排除相关疾病，确保身体健康。

第六部分

出现并发症须就医

耳石症有什么并发症

出现耳石症时，可能会出现哪些并发情况

首先，耳石症发作时，部分患者会因为突发性眩晕引起摔倒，特别是老年人（耳石症高发人群），摔倒后可能出现头面部外伤，严重时甚至引发昏迷。如果正在驾驶或进行高空作业等高危活动时，可能会发生较高的危害风险。部分伴有高血压、高血脂、高血糖（"三高"）的人群，因为突发眩晕，可能增加急性心肌梗死、脑出血等严重并发症的风险，严重者危及生命安全。

还有一些患者由于长期的耳石脱落，未及时干预治疗，长期处于眩晕、头晕和平衡不稳的状态，容易导致焦虑。如果产生焦虑情绪且未积极治疗，这种焦虑情绪反过来又会导致耳石的不断脱落，此时并发症就会越来越多，对生活质量、心理健康产生明显的影响。

此外，耳石症容易复发，多次复发会给一部分患者造成心理负担，也可能产生焦虑、抑郁、失眠等现象，严重影响患者的生活、工作，给个人、家庭和社会都会带来负面影响。

在不同的人群中，并发哪些疾病更容易出现耳石症

大量的流行病学研究表明，高血压、糖尿病、高血脂、偏头痛、有焦虑问题的人群容易出现耳石症。

如何预防并发症

首先，针对中青年人群，生活作息规律、减少熬夜、健康饮食、锻炼身体均可减少耳石症的出现。同时面对各方面的压力，找对方法调节情绪，减少焦虑、抑郁的发生，保持一个良好的心理状态，也会更好地避免耳石症的出现及复发。

对于女性而言，尤其是伴有骨质疏松的人群，要注意补钙及维生素 D，多晒太阳，避免钙质流失。同时，要学会调节情绪，避免出现焦虑、抑郁等不良情绪，必要时可到心理科就诊，进行专业治疗和疏导。对于绝经后患者，治疗耳石症后，要注意补充钙剂，必要时可以进行性激素检查，补充相关药物。

对所有人而言，要注意饮食，避免糖尿病、高血压、高脂血症的出现。对于已经出现"三高"的人群，则要更好地控制血糖、血压、血脂，平素生活中注意监测，定期复查，切勿不管不顾。

第七部分

预后与康复

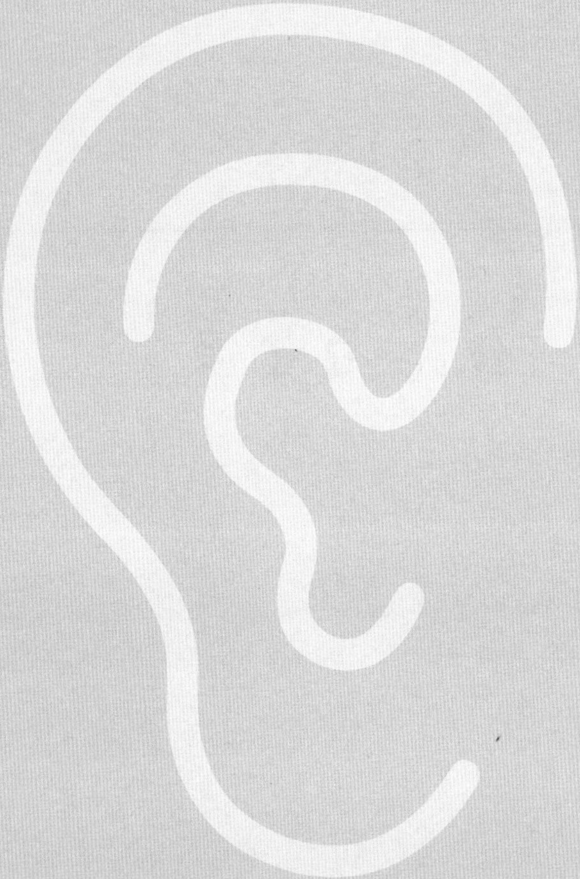

如何预防耳石脱落，工作生活注意什么

很多患者在复位后还时常出现头晕漂浮感，整个人都没精神，这种头晕给生活带来的困扰很大，还有一些患者会在恢复期反复出现耳石脱落的现象，严重影响工作和生活，所以要想减少复发，必须要注意以下事项并进行前庭康复训练。

注意事项

◉ 工作生活慢节奏

在恢复期间，尽量避免剧烈运动或者过度劳累，平时动作要缓慢，避免快速甩头、仰头、低头、突然起身、弯腰等动作。洗头、洗脸时尽量保持直立，不要过度低头。睡觉时应先直立坐在床上，慢慢躺下，枕头垫高使头部向上倾斜，平躺或者侧睡于无耳石脱落的那一侧，起身时也是身体回正后再慢慢直立坐起，防止恢复期耳石再次脱落。年轻人在恢复期也要注意，保持正常的作息规律，避免过度抽烟、酗酒等不良生活习惯，避免剧烈运动，如跳绳、跑步、瑜伽的被动体位等。避免头部出现磕、碰等外伤，可适度活动，如散步、太极拳等。当然也可以考虑进行前庭康复训练操锻炼。

⊙ **合理补充营养**

有观点认为，耳石症的复发与体内钙元素的代谢有关，适当晒太阳促进体内钙的吸收可能会预防耳石的脱落，或者根据身体所需补充一些维生素 D（滴剂类的最佳）。骨质疏松患者应保证体内钙元素的代谢处于比较平衡的状态，可在医生指导下合理补充钙质，并注意日常饮食的营养均衡。

恢复期的患者最好是吃清淡食物，偶尔可以增加一些肉类。最好不要吃肥肉，适量食用鱼类和蛋类。患者饮食应控盐，晚间不要过多饮水。这些事项可以帮助患者减轻的胃肠道负担，减少起夜次数，改善睡眠。

⊙ **注意睡眠质量好**

病友们要特别注意睡眠质量，良好的睡眠是所有疾病在康复期的重要保障，耳石症也不例外。有大量数据证明，发病与失眠、焦虑、烦躁、入睡困难等因素有关。

⊙ **基础疾病要控好**

有基础疾病的患者要积极治疗原发疾病，避免复发。耳石症发作时，可能诱发基础病，如高血压可导致眩晕症状，严重时可以引起心肌缺血或者脑梗死等严重并发症。因此，临床上对于有合并心脑血管疾病的患者，在复位时会量力而行，必要时先行控制过高的血压，择期再行复位，避免复位引起血压过高导致不必要的并发症发生。

耳石症的药物治疗不能阻止眩晕发作，只是在一定程度上抑制了中枢神经系统的眩晕感觉。部分老年患者合并脑血管疾病，给予输液治疗是为了改善局部供血，避免一些严重并发症的发生。对于合并焦虑、抑郁、失眠或者自主神经功能紊乱的患者，需要给予相应的药物治疗，防止诱发或者加重耳石症。

◉ **耳朵需要保护好**

保持耳道清洁卫生，避免耳道进水，做好保暖，防止感冒导致中耳炎等疾病。

◉ **每天作息要规律**

平时要注意休息，避免熬夜和过度劳累，工作生活注意劳逸结合。

◉ **复位后要定期复诊**

复位后仍有短暂头晕感觉的患者应该尽早复诊，可能是耳石再次脱落，需要再次复位。如果复位后残存眩晕症状，也需要及时复诊，把专业的事交给专业的医生去做，避免耽误诊治，造成病情迁延或加重。如果没有任何的眩晕症状，仍需要一周后复查。

前庭康复操训练

可以根据自己的体质制订一个适合的锻炼方案，慢慢地增强体质，提高抵抗力。这里给大家介绍一下前庭康复操。

◉ **静操训练**

左右转头：双足自然分开，脚尖平行与肩同宽，以踏地踩实为要，膝部关节保持伸直，双手握拳拳心向下，双臂端平置于胸前，肘尖向外，以躯干为轴，向左右交替尽力转体，腰部收紧，动作和缓，劲力相争，重复10次。

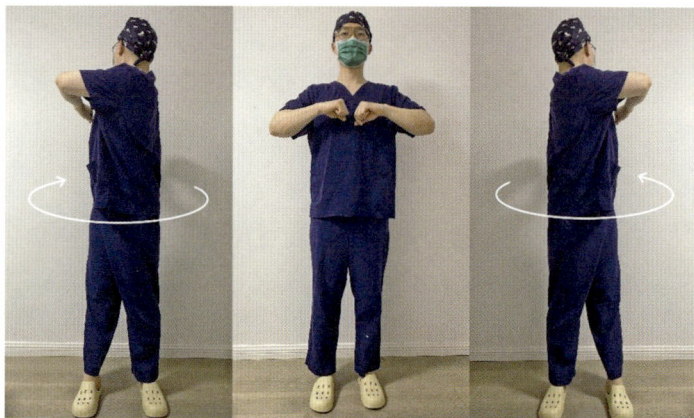

静操训练：左右转头

左右侧头：双足自然分开，脚尖平行与肩同宽，以踏地踩实为要，弯腰呈直角，以右手指尖触摸左踝关节，左手背向腰部，同时头向左转，完成此动作后起身，再次弯腰呈直角，以左手指尖触摸右踝关节，右手背向腰部，同时头向右转，双侧交替进行，重复10次。

摇头：双足自然分立，脚尖平行与肩同宽，以踏地踩实为要，双手背于身后，护住腰部，头部后仰，自后而左，再低头向右，顺转3圈，再自右向左逆转3圈。

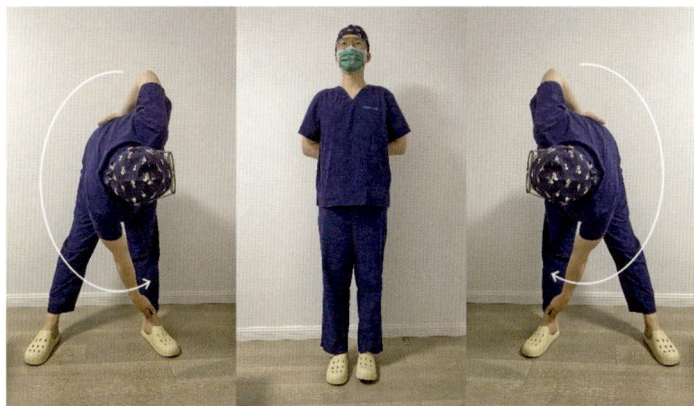

静操训练：左右侧头

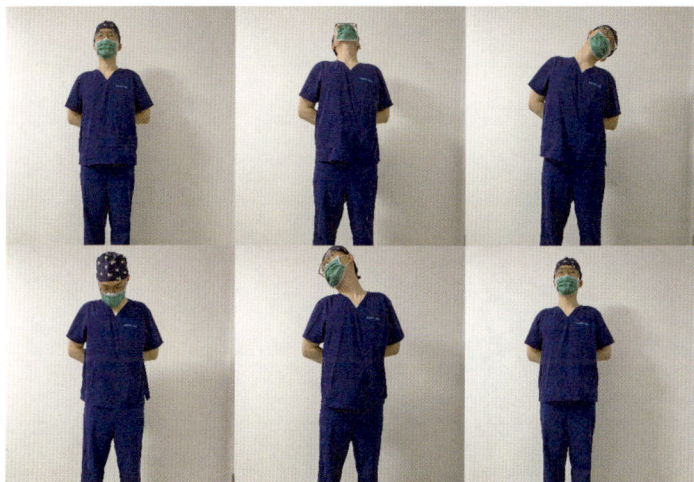

静操训练：摇头

单侧耳：双足自然分开，脚尖平行与肩同宽，双手背于身后，弯腰呈直角，同时向左侧转头呈直角后直立，头转向正前方，重复 10 次，再弯腰呈直角，同时向右侧转头呈直角后直立，头转向正前方，重复 10 次。

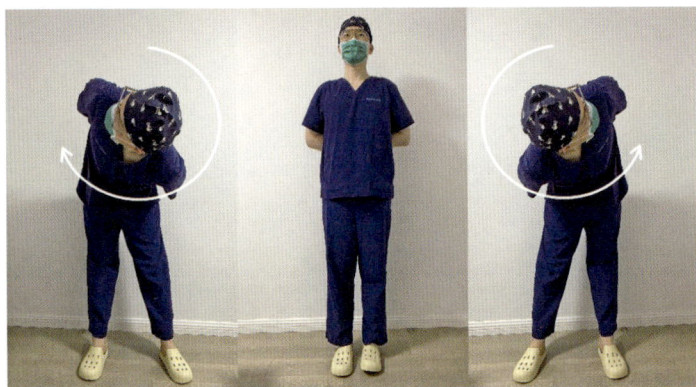

静操训练：单侧耳

转圈：双手背于身后，顾护腰部，腰身收紧，双足原地行进，自左向右顺转 3 圈，再反方向自右向左逆转 3 圈。

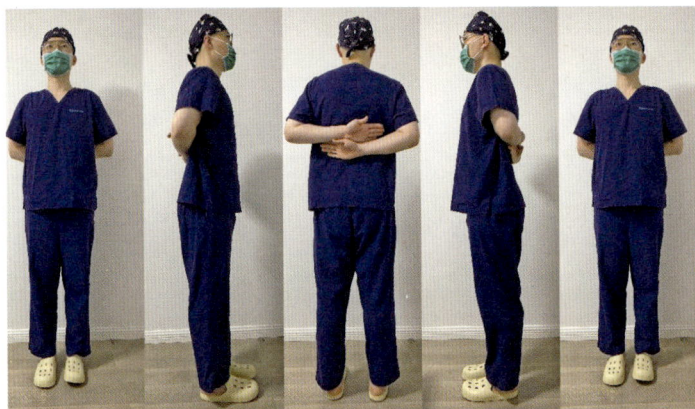

静操训练：转圈

弓步伸头：双手放于身后，右脚原地不动，左脚先动呈弓步，然后身体前倾，并向前向上伸头呈仰望状，再直立起身，左脚位置不变，以足跟点地，重复 10 次，身体归于原位；左脚原地不动，右脚向右前方迈步呈弓步，同时身体前倾，并向前向上伸头呈仰望状，再直立起身，左脚位置不变，以足跟点地，重复 10 次。

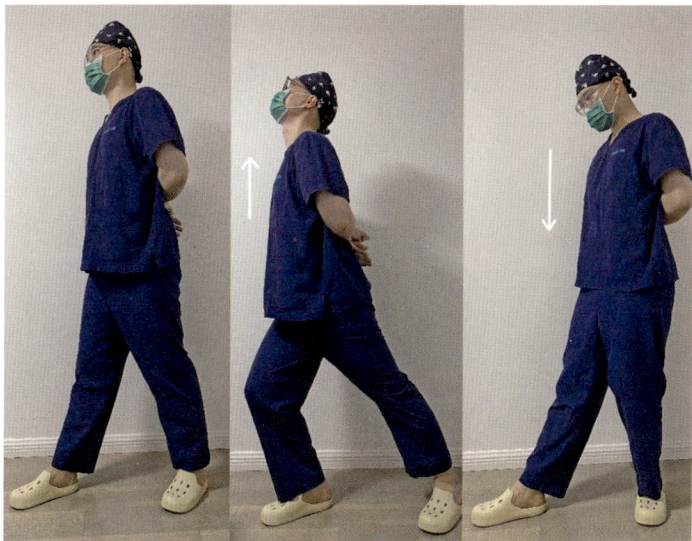

静操训练：弓步伸头

左右摇摆：双足自然分开，脚尖平行，双手背于身后，顾护腰部，以右脚尖点地，躯体左偏，再以左脚尖点地，躯体向右偏，与前动作方向相反，交替进行，重复10 次。

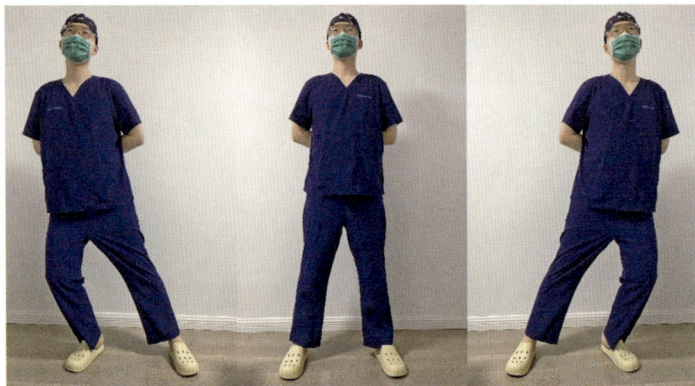

静操训练：左右摇摆

原地跳：双足并拢，双手背于身后，双脚踏于原地，徐徐跳动，动作和缓，重复 10 次。

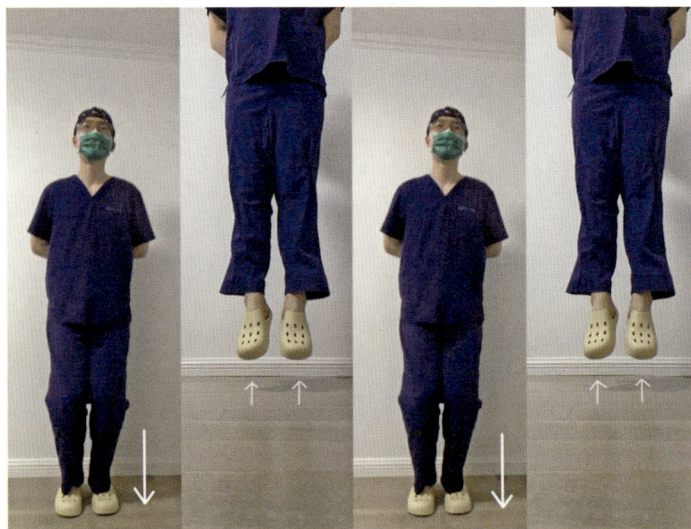

静操训练：原地跳

⊙ 动操训练

行进中左右转头。双手握拳拳心向下，双臂端平置于胸前，向前迈左脚，以躯干为轴，向左转体呈直角，再向前迈右脚，以躯干为轴，向右转体呈直角，左右交替尽力转体，腰部收紧，动作和缓，劲力相争，交替进行，重复5次，再向后退，重复5次。

行进中左右侧头：迈左脚，左手背于身后，弯腰呈直角，以右手触摸左踝，同时向左侧转头，完成此动作后直立起身，再向前迈右脚，右手背于身后，弯腰呈直角，以左手触摸右踝，直立起身，左右交替前进重复5次后，再向后退，重复5次。

行进中摇头：双手背于后腰，顾护腰部，向前迈步，同时头部顺时针转动360°，转动3圈后，再向后退，同时逆时针转动360°，转动3圈。

行进中单侧耳：双手背于身后，顾护腰部，朝正前位置迈左脚，弯腰90°，同时向左侧转头呈直角，起身直立，头转向正前方，右脚随之而动，重复5次，再右脚向后退步，弯腰呈直角，同时向右侧转头呈直角，左脚随之而动，起身直立，头转向正前方，重复5次。

行进中转圈：双手背于身后，顾护腰部，左脚先动，右脚随之而动，同时向左转圈，身体归位，重复3次，再后迈右脚，左脚随之而动，同时向右转圈，身体归位，重复3次。

弓步伸头：双手背于身后，顾护腰部，右脚原地不动，左脚先动，膝部用劲呈弓步，身体前倾，并向前向左上方伸头呈仰望状，再直立起身，左脚位置不变，重复 5 次，身体归于原位；左脚原地不动，右脚先动，膝部用劲呈弓步，身体前倾，并向前向右上方伸头呈仰望状，再直立起身，左脚位置不变，重复 5 次。

行进中左右抬头：双手背于身后，顾护腰部，左脚向前迈步，同时头部向左上方转动 90°，再右脚向前迈步，同时头部向右上方转动 90°，左右交替向前 5 次后，右脚向后迈步，同时头部向右上方转动 90°，再左脚向后迈步，同时头部向左上方转动 90°，左右交替向后 5 次。

前进跳：双手背于身后，顾护腰部，双足并拢，向前跳 5 步，再向后跳 5 步。

行进中左右看：双手背于身后，顾护腰部，左脚向前迈步，同时头部向左后方转动，再右脚向前迈步，同时头部向右后方转动，双侧重复进行 5 次后，再右脚向后迈步，同时头部向右后方转动，再左脚向后迈步，同时头部向右后方转动，双侧重复进行 5 次。

走直线：双手背于身后，顾护腰部，左脚向前迈步后，右脚向前迈步，脚跟相贴脚尖，向前走 10 步，再倒退 10 步。每日早 6 点、晚 6 点各做 1 次。4 周为 1 疗程，康复干预共 4 周。

耳石复位要牢固，如何防止再脱落

为了避免复位后的耳石再次脱落，下面总结了耳石复位后防止复发的一些注意事项。

复位治疗后至少静坐半小时

由于复位治疗时耳石移位，可能会出现较为剧烈的眩晕反应，个别患者还可能会出现呕吐、心慌等不适症状。静坐半小时有助于稳定移位的耳石，避免复位成功的耳石从椭圆囊重新滑脱。

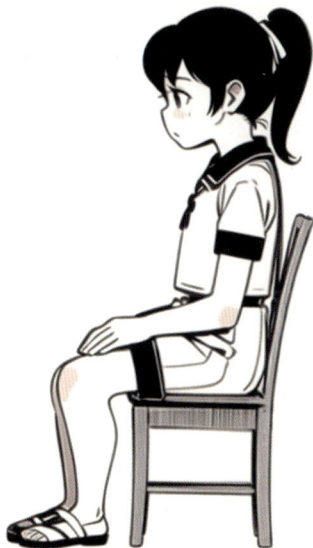

静坐

复位治疗后 3 天内抬高床头 45°，一周内避免美发及行牙科检查

为避免复位后的耳石再次出来，建议复位治疗 3 天内抬高床头 45°。可以多铺一床被子，设置 45° 的斜坡（注意不要单纯垫高枕头）。睡觉时轻轻向后躺下，左右翻身也应该轻柔。一周内避免美发及牙科检查，因为这些操作会要求头部持续保持于特殊的位置，头部的过度后仰容易导致耳石再次脱落。

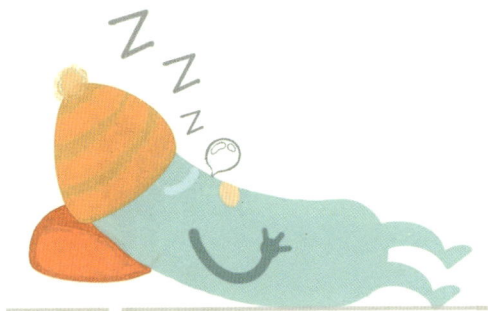

复位后抬高床头

复位治疗后采用荞麦皮枕头和硬板床

合适的枕头和软硬适度的床有利于舒适有效的睡眠，这对于防止耳石脱落非常重要。荞麦皮枕头为天然材料，对人体无明显不良反应。我们睡觉时常不停地翻身，无论什么姿势，荞麦皮枕头都可以随头颈部外形的改变而改变，

使颈椎得到支撑而不易落枕。硬板床可以让我们得到更充分的休息。

复位治疗后半个月内避免剧烈运动

低头、摇头、跳跃等运动容易导致耳石再次脱落。所以在耳石症恢复前应当避免登高、游泳、跑步及其他较为危险的运动。

复位治疗后要保证睡眠、多休息、清淡饮食、忌烟酒

焦虑烦躁、睡眠不足、过度劳累、过食辛辣、肥腻、煎炸等上火食物及吸烟酗酒都容易诱发耳石再次脱落。

复位后要定期复诊

医生根据复查情况可以确定耳石是否已经完全复位。尤其对于仍有短暂头晕感觉的朋友更是应该尽早复诊，这种情况可能是多个半规管耳石脱落或者已复位的耳石再次脱落，需要再次复位。当然，大多数情况是复位后的残存眩晕，由于三个平衡器官不能协调所致，可以多观察一段时间。

复位后尽早开始下床走路

锻炼分三步走。

⊙ 初级阶段

能走即可。耳石复位后要尽早下床先走起来，只要能

走即可，不管是否能走直线，保证不造成意外摔倒就行，必要时可在家人或者辅助工具的帮助下行走。走多久以自己能够耐受为度。如果行走稳定，可进入下面的中级阶段。

⊙ 中级阶段

双足一条线。前后脚在一条线上，但不一定后脚尖紧顶着前脚跟，双脚可以保持一定距离。两脚交替行走。开始可以保持静态，如闭眼仍能够坚持 1 分钟，说明眼 - 前庭协调基本恢复。这时可以进行动态运动，如果行走稳定，可进入下面的高级阶段。

⊙ 高级阶段

眼睛左右看。在中级阶段的基础上，迈左脚扭头看左前方的地面，迈右脚扭头看右前方的地面。

前庭康复训练

耳石症发病率很高，有很多患者多年未能得到正确诊断与治疗，严重影响生活质量。由于该病具有部分自愈且易复发等特点，初期复位效果可能欠佳，这加重了患者的焦虑情绪，影响后续治疗信心，所以适时的前庭康复训练显得尤为重要。除了上一章节提到的前庭康复操，还可以根据自身情况，在家里进行前庭康复训练。

⊙ 头眼练习方法

我们可以准备一个椅子，让患者端坐在椅子上，竖起一个手指放在正前方，左右转头各 45°，需要注意，转头时应该注视着手指，慢慢地加速。还可以以头画圆圈，此时保持身体不动，头随着眼动。

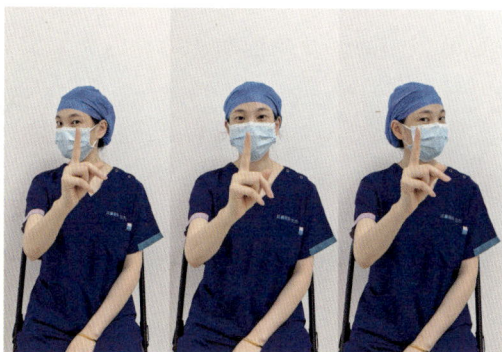

头眼练习方法

◉ 视靶训练

端坐在椅子上，找三个物体，分别放在左边、右边、正前方，每一个物体停留一秒，反复 15～20 次。

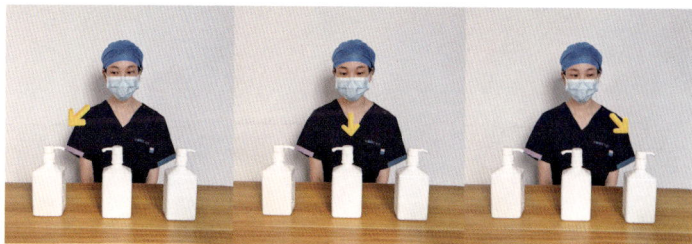

视靶训练

◉ 静态平衡功能练习

睁开双眼站立，维持一分钟再闭眼，每次进行 10～15

分钟，一天 2~3 次。可强化静态练习，闭上双眼，双臂抱拢，双脚并拢，可以加软垫练习。

◉ **动态平衡练习**

立正站好，闭眼，开始前后练习，以踝关节为轴，不要屈伸髋关节，再左右摆动，可以背靠墙，重复 15~20 次。

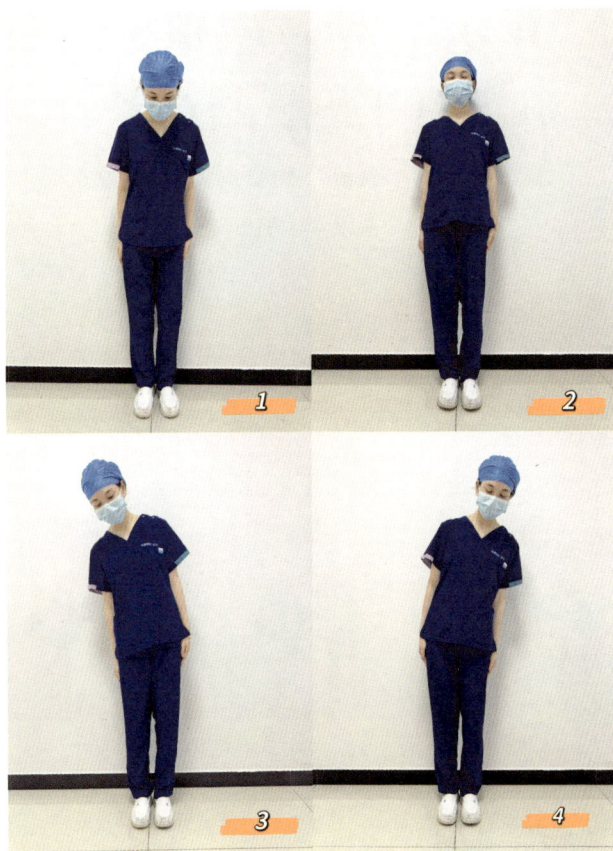

动态平衡练习

⊙ 良性阵发性位置性眩晕练习

坐在沙发上背部伸直，快速倒向眩晕侧体位并停留，直到眩晕症状消失，立刻坐起，迅速换位置。还可使用水平滚动法，身体和头向右侧卧停留 30 秒，如果出现眩晕症状，等待相应停止之后进行下一步，左侧翻 90° 平躺，等待 30 秒。

⊙ 多做平衡运动

踩平衡板或快走平衡木等，尽量让身体保持平稳通过。

⊙ 锻炼患者的空间感

多坐旋转抱筒、尝试旋转木马，还有旋转座椅等。

⊙ 双手或双脚合并

患者需要闭眼贴墙静站，每天坚持 2~3 分钟。

⊙ 上抛接小球

双手在胸前抱住球，向上抛的时候球要过头顶，但是双手不要过肩膀，最好能连续 10~15 个不掉球。

前庭觉训练

⊙ 坐姿平衡（10 分钟）

训练目的：训练身体在静态下的平衡，矫正坐姿，初步培养平衡感。

训练方法：让患者坐在椅子上，抬头挺胸，后背倚靠椅背；双臂自然放在前面的桌子上，身体保持平衡，头上顶纸杯，要求在规定时间不掉下来。2分钟，然后挑战3分钟，再挑战4分钟（根据情况进行设计时间梯度和起始值）。

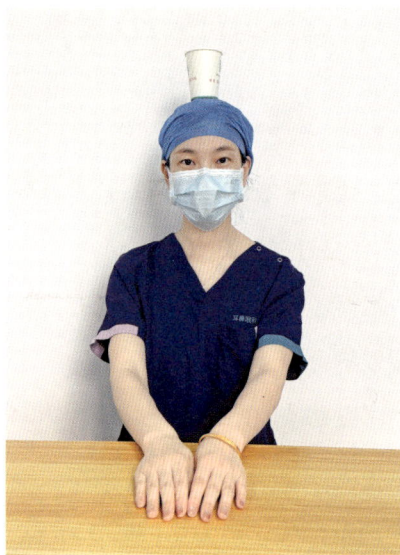

坐姿平衡

注意：放松肩膀及身体其他部位的肌肉，不要过度紧张。可以练习深呼吸。让患者深吸一口气，然后像吹泡泡一样慢慢吐出来，并保持安静。

⊙ 单脚站立平举（10分钟）

训练目的：初步训练在重心偏离常态时的身体平衡感。

训练方法：双手左右侧平举，身体正直，目视前方站稳，一只脚站立，另一只脚抬起，上身保持不动。换脚练习，并逐渐延长站立时间。先保持1分钟，然后2分钟，3分钟。（根据患者情况进行训练）

训练要求：站立时尽量保持重心稳定。

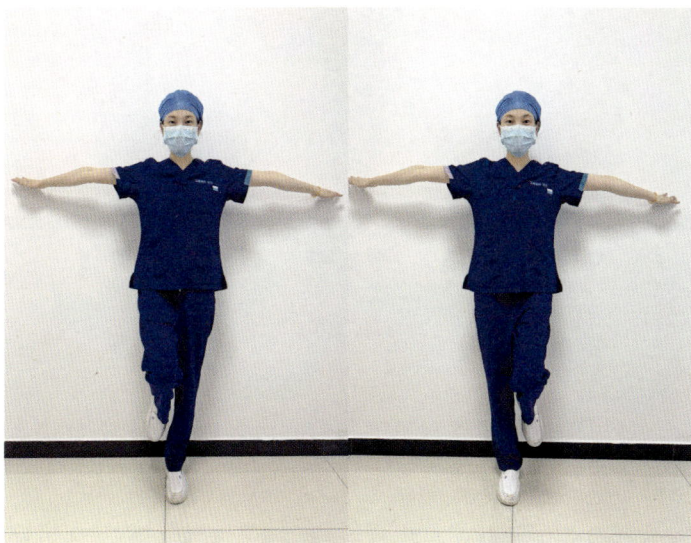

单脚站立平举

◉ **脚尖站立（10分钟）**

训练目的：训练在小支撑点上的平衡。

训练方法：在垫子上，脱掉鞋子，双脚尖站立，从1数到10，练习3次。双脚尖站立平稳后，改为单脚尖站立。

主要适用于身体协调不良，针对前庭功能较差和本体感不足。

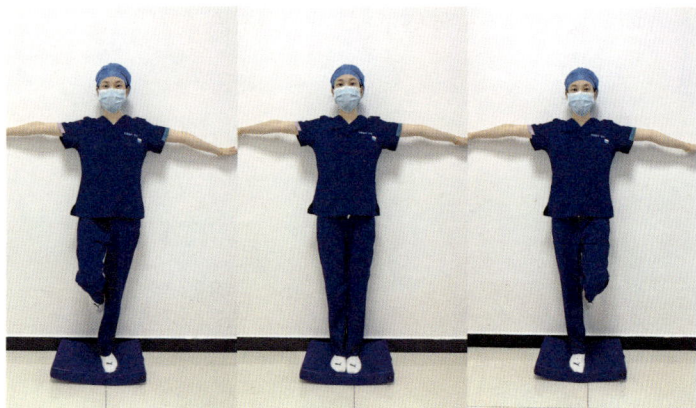

脚尖站立

通过遵循上述注意事项和前庭康复训练，耳石症患者可以有效降低复发风险，提升平衡感，但这些措施并不能根治耳石症。所以一旦出现眩晕等不适症状，要尽快到医院进行诊治，确诊后要尽早进行治疗。如果不及时进行治疗，易增加耳石症复位的困难，延长复位的时间，并可能加重病情。

◉ 如果复发眩晕怎么办

根据眩晕严重程度，轻症可以继续观察，重症建议立即就医。医生要排除中枢性眩晕，再次明确耳石脱落方向，尽早进行耳石复位。禁忌在没有搞清原因前服用甲磺酸倍他司汀片等止晕药物控制症状，明确诊断才是最佳选择。

⊙ 老是头昏怎么办

部分患者复位成功后旋转感消失，但头昏不稳的感觉会持续一段时间（3 ~ 15 天），这是前庭功能尚未完全康复所致，不必紧张。排除耳石再次脱落的可能后，可服用止晕药物，保证睡眠、适当活动，这样有助于前庭功能尽快康复。部分患者复位后在头位变动时仍有一过性眩晕感觉，可能还存在不典型的残留耳石脱落，还需要继续复位治疗。当反复复位仍然存在类似情况时，可以找有经验的耳石症复位专家手法复位。

在家锻炼须谨慎，注意事项要知晓

前庭康复训练对于缓解症状有一定作用，通过积极有效的训练，可以提高人体的平衡和协调性，增强人体运动能力。在家自行进行前庭康复训练时，要注意以下情况。

动作舒缓

在进行动态平衡练习或转圈训练时，一定要保持动作舒缓，避免运动幅度过大或使用蛮力，以免使患者摔倒造成磕碰。如果患者发生了磕碰，在确认没有发生骨折或表皮擦破的情况下，可以选择冷敷来治疗，冷敷能够促进局部血管收缩，减少渗出，从而缓解肿胀和疼痛。如果患者出现擦伤或疑似骨折，需要及时就医。

心态良好

在进行静态平衡练习时，要保持沉稳的心态，避免受不良情绪影响，影响训练的效果。